# Líf án barkakýlis

# HANDBÓK

Itzhak Brook MD

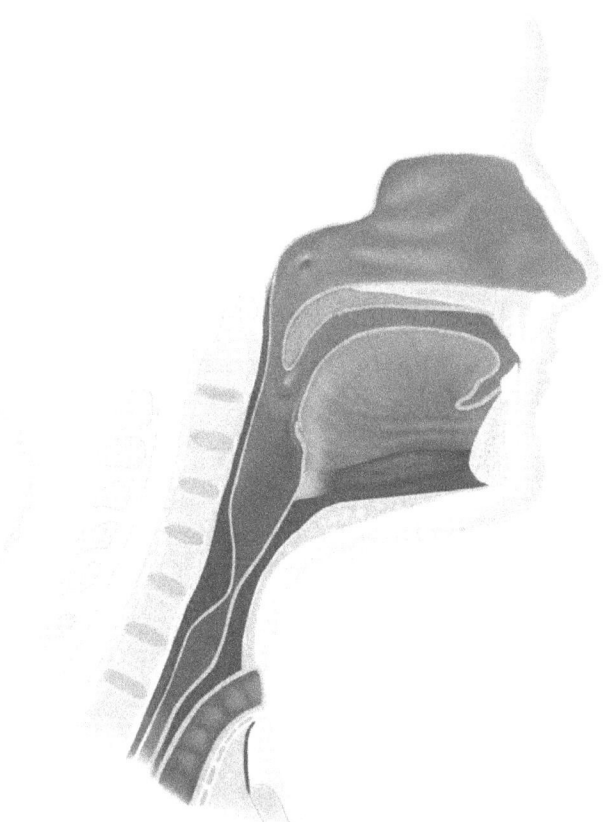

Fyrirvari

Dr. Itzhak Brook er ekki sérfræðingur í háls- nef og eyrnalækningum né höfuð- og hálsaðgerðum. Þessi handbók kemur ekki í stað læknisaðstoðar heilbrigðisstarfsfólks.

Þýðingu þessa gerðu Ingibjörg Vilhjálmsdóttir og Ragnar Davíðsson.

Við gerð þessarar handbókar var leitað til fjölmargra aðila um ráðgjöf og hagnýta aðstoð. Er þeim öllum færðar innilegar þakkir. Sérstakar þakkir fá Öryrkjabandalag Íslands, Velferðarráðuneytið og Krabbameinsfélag Íslands.

Copyright © 2024 Itzhak Brook M.D.
Allur réttur áskilinn.
ISBN: 9798325751486

Rit þetta má ekki afrita nema með leyfi höfundar.

# Kynning

Dr. Itzhak Brook MD er læknir í Bandaríkjunum greindist með krabbamein í barka árið 2006 sem var meðhöndlað með geislameðferð. Tveimur árum síðar greindist endurkoma krabbameinsins og mæltu læknar hans með að barkakýlið yrði fjarlægt í skurðaðgerð til að koma í veg fyrir frekari útbreiðslu krabbameinsins. Þegar þetta er skrifað eru liðin rúm fimmtán ár frá þeirri aðgerð og engin merki um endurkomu krabbameinsins.

En gefum Dr. Brook lækni orðið.

Eftir að ég missti barkakýlið þá fyrst áttaði ég mig á þeim fjölda nýrra áskorana þeirra sem gengið hafa gegnum sömu reynslu standa frammi fyrir. Til að sigrast á þessum áskorunum þurfti ég að læra að ná tökum á nýrri tækni og framandi aðferðum við að annast sjálfan mig við athafnir daglegs lífs, því í skurðaðgerð var allt barkakýlið fjarlægt ásamt raddböndum og nýr öndunarvegur gerður um varanlegt op á framanverðum hálsi mínum.

Ekki nóg með að takast á við ævilangar aukaverkanir vegna geislameðferðar, skurðaðgerðar, lyfjameðferðar, óvissa framtíð, sálfræðileg- félagsleg- og læknisfræðileg vandamál, þurfti ég einnig að takast á við gjörbreyttar og hamlandi aðstæður daglegs lífs varðandi tjáningu, næringu og félagsleg samskipti.

Eftir því sem ég lærði smám saman að takast á við líf mitt án barkakýlis áttaði ég mig á því að lausnir á mörgum vandamálum mínum byggðu ekki einungis á læknisfræði og vísindum, heldur einnig á reynslu og því að prófa sig áfram og vilja sjálfur. Ég áttaði mig einnig á því að það sem virkar fyrir einn virkar kannski ekki alltaf fyrir annan. Sökum þess að sjúkrasaga, líffærafræði og persónuleiki hvers og eins eru mismunandi eru lausnirnar það oft líka. Hins vegar eru ýmis grundvallaratriði varðandi umhirðu og athafnir daglegs lífs gagnlegar fyrir flesta þá sem misst hafa barkakýli. Meðan ég lærði að annast sjálfan mig var ég svo heppinn að njóta góðs af mínum læknum og talmeinafræðingum en einnig öðrum sem misst hafa barkakýli og sigrast hafa á óteljandi daglegum áskorunum.

Ég áttaði mig smám saman á því að aðrir sem nýlega hafa misst barkakýli sem og þeir sem lengur hafa verið án barkakýlis, gætu líklega bætt enn frekar lífsgæði sín með fræðsluefni um það hvernig betur megi annast sjálfan sig. Í því skyni bjó ég til vefsíðu til að aðstoða barkakýlislausa og þá sem eru með krabbamein í höfði og hálsi. Þessi vefsíða fjallar um læknisfræðileg, tannlækna- og sálfræðileg málefni og er með hlekki og tengla á myndbönd um skyndihjálp fyrir barkakýlislausa ásamt ýmissa fróðlegra fyrirlestra sjá: http:// dribrook.blogspot.com/

Þessi hagnýta handbók er byggð á vefsíðunni minni og miðar að því að veita gagnlegar upplýsingar sem geta aðstoðað barkakýlislausa og umönnunaraðila þeirra til að takast á við læknis- og sálfræðileg vandamál. Í handbókinni eru upplýsingar um aukaverkanir geisla- og lyfjameðferðar, aðferðir við að tala eftir barkakýlisbrottnám, hvernig eigi að annast nýjan öndunarveg, hvernig eigi að annast stóma, hvernig nota eigi hita- og rakaskiptasíur og raddhjálpartæki. Auk þess tek ég á vandamálum sem tengjast mat og kyngingu, læknisfræðileg atriði, tannvernd, þunglyndi og áhyggjur, öndun, svæfingu skyndihjálp og að ferðast sem aðili án barkakýlis.

Þessi handbók kemur ekki í stað faglegrar læknishjálpar en mun vonandi nýtast barkakýlislausum og umönnunaraðilum þeirra til að takast á við líf sitt og áskoranir sem þeir standa frammi fyrir.

# Efnisyfirlit

Itzhak Brook MD ........................................................................................................ 1
1  Kafli Greining og meðferð krabbameins í barkakýli .......................................... 7
2  Kafli Að gangast undir skurðaðgerð ................................................................ 12
3  Kafli Aukaverkanir geislameðferðar ................................................................ 16
   3.1  Snemmbærar aukaverkanir sem koma fram í geislameðerð .............. 17
   3.2  Síðbærar aukaverkanir sem koma fram eftir geislameðferð ............... 20
4  Kafli Aukaverkanir vegna lyfjameðferða ......................................................... 25
5  Kafli Sogæðabjúgur þroti í hálsi og dofi .......................................................... 29
6  Kafli Að tala eftir barkakýlisbrottnám ............................................................. 33
   6.1  Talventlarödd .......................................................................................... 33
   6.2  Vélindarödd ............................................................................................ 35
   6.3  Rödd með rafrænum raddgervli (electrolarynx) ................................. 36
   6.4  Aðrar aðferðir til samskipta .................................................................. 37
7  Kafli Slím í öndunarvegi ................................................................................... 39
8  Kafli Stóma og umhirða þess ........................................................................... 44
9  Kafli HME rakafilter - stómahlífar .................................................................... 48
10 Kafli Talventlar - notkun og umhirða ............................................................. 55
11 Kafli Að borða, kyngja og finna lykt ................................................................ 64
12 Kafli Verkjastjórnun - læknisfræðileg vandamál, mistök ofl. ......................... 76
13 Kafli Forvarnir og fyrirbyggjandi umönnun .................................................... 83
14 Kafli Tannheilsa ................................................................................................ 87
15 Kafli Sálfræðileg vandamál og þunglyndi ....................................................... 91
16 Kafli Eftirlit í kjölfar krabbameinsmeðferðar ................................................ 100
17 Kafli Skyndihjálp ............................................................................................. 103
18 Kafli Að ferðast barkakýlislaus ...................................................................... 111

# 1 Kafli    Greining og meðferð krabbameins í barkakýli

**Þessi kafli fjallar um greiningu og meðferð á krabbameini í barkakýli.**

Barkakýlið er á milli koks og barka og á því er lok sem kemur í veg fyrir að matur berist niður í barkann. Í barkakýlinu eru raddböndin sem gera okkur kleift að tala. Krabbamein sem byrja í barkakýli (larynx) kallast barkakýliskrabbamein. Krabbamein í hypopharynx kallast krabbamein í barkakýliskoki. Barkakýliskok er sá hluti hálsins eða koksins sem liggur við hliðina á og fyrir aftan barkakýlið. Þessi krabbamein eru mjög nálægt hvort öðru og meðferðarreglur beggja eru svipaðar og geta falið í sér barkakýlisbrottnám. Þó svo umfjöllun hér fjalli um barkakýliskrabbamein á hún einnig almennt við um krabbamein í barkakýliskoki.

Barkakýliskrabbamein koma fram þegar illkynja frumur myndast í barkakýlinu. Í barkakýlinu eru raddböndin sem við titring mynda hljóð og rödd sem berst gegnum háls, munn og nef.

Líffræðilega er barkakýlinu skipt í 3 svæði: Svæðið ofan raddbanda (supraglottis) þar sem eru fölsku raddböndin, könnubrjósk, barkalok og spjaldslímshúðarfellingar. Síðan raddbandasvæðið (glottis) í miðju barkakýlinu þar sem raddböndin eru. Loks svæðið fyrir neðan raddbönd (subglottis) neðst í barkakýlinu.

Flest krabbamein í barkakýli eiga upptök sín í yfirborðsþekju barkans og tengjast gjarnan forstigs-breytingum sem sjást í flöguþekjuslímhúð. Algengust eru æxli sem eiga uppruna sinn í sjálfum raddböndunum. Næstalgengust eru æxli fyrir ofan raddböndin, en krabbamein í neðri hluta barkakýlisins eru mjög sjaldgæf. Langflest krabbamein í barkakýli eru af flöguþekjugerð, en kirtilmyndandi æxli koma einnig fyrir og eru talin vera upprunnin í kirtlum í barkakýlinu.

Krabbamein í barkakýli (Larynx) og barkakýliskoki geta breiðst út með meinvörpum í önnur líffæri, aðliggjandi eitla og svæða eða lengra gegnum blóðrásina til annarra staða í líkamanum. Fjarmeinvörp í lungu og lifur eru algengust. Flöguþekjukrabbamein eru 90 til 95 prósent af krabbameinum í barkakýli og undirkoki.

Reykingar og óhófleg áfengisneysla eru helstu áhættuþættir krabbameina í barkakýli. Útsetning fyrir human papilloma veiru (HPV) hefur aðallega verið tengd krabbameini í munnkoki en í minna mæli við barkakýli og barkakýliskok.

Fyrir barkakýlisbrottnám        Eftir barkakýlisbrottnám

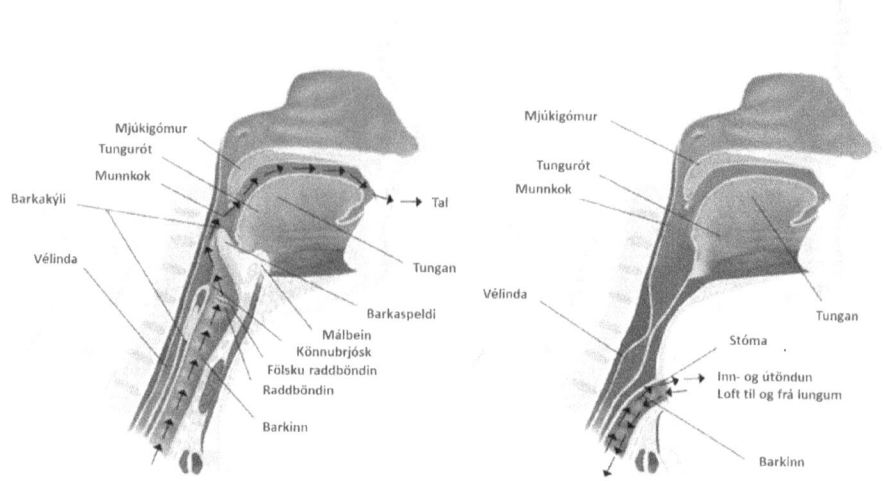

Mynd 1: Líffærafræði fyrir og eftir barkakýli

Í Bandaríkjunum eru milli 50 til 60 þúsund barkakýlislausir einstaklingar. Samkvæmt könnun Surveillance Epidemiology and End Results (SEER) Cancer Statistics Review National Cancer Institute, er áætlað að í Bandaríkjunum greinist árlega 12.250 karlar og konur með krabbamein í barkakýli. Nýgengi barkakýlislausra hefur fækkað sökum þess hve dregið hefur út reykingum fólks samhliða nýjum og árangursríkari meðferðaúrræðum. Á Íslandi má ætla að tveir til þrír sjúklingar gangist undir barkakýlisbrottám á ári hverju (2024).

### Greining

Einkenni og merki um krabbamein í barkakýli eru:

- Óeðlileg öndunarhljóð (hátíðni- eða blístursthljóð)
- Langvarandi hósti (með og án blóðs)
- Erfiðleikar við að kyngja
- Tilfinning um kökk í hálsi
- Hæsi sem ekki gengur tilbaka á 1 - 2 vikum
- Verkir í hálsi og eyrum
- Hálsbólga sem lagast ekki á 1 - 2 vikum, þrátt fyrir sýklalyf
- Bólga eða hnúður í hálsi
- Ómeðvitað þyngdartap

Einkennin sem tengjast barkakýliskrabbameinum eru háð staðsetningu. Viðvarandi hæsi gæti verið einkenni krabbameins á byrjunarstigi í raddböndum, síðari einkenni gætu verið kyngingarerfiðleikar, eyrnaverkur, langvarandi og stundum blóðugur hósti og hæsi. Þessi krabbamein greinast oft aðeins þegar þau valda teppu í öndunarvegi eða með áþreifanlegum eitlum með meinvörpum. Einkenni æxla á svæði neðan raddbanda (subglottic) eru oftast hæsi eða kvartanir um öndunarerfiðleika við áreynslu.

Ekkert eitt sérstakt greiningarpróf er til sem hægt er að nota til að greina krabbamein nákvæmlega. Við mat á ástandi sjúklings þarf að skoða sjúkrasögu, framkvæma líkamlega skoðun og greiningarpróf. Ítarlegar greiningarprófanir eru nauðsynlegar til að ákvarða hvort einstaklingur sé með krabbamein eða hvort annað ástand, svo sem sýking, sé um að ræða sem gæti líkt eftir einkennum krabbameins.

Ýmsar árangursríkar greiningaraðferðir eru notaðar til að staðfesta eða útiloka hvort um krabbamein sé að ræða, fylgjast með framvindu þess, skipuleggja meðferð og meta árangur meðferðar. Í sumum tilfellum er nauðsynlegt að endurtaka greiningar ef ástand einstaklings hefur breyst, sýni sem safnað var ekki af góðum gæðum eða staðfesta þarf óeðlilegar niðurstöður. Greiningaraðferðir geta barkaspeglun, myndgreining, sýnataka fyrir rannsókn, æxlissýni, ómskoðun, skurðaðgerð eða erfðapróf.

Eftirfarandi prófanir og aðferðir er hægt er að nota við að greina og staðsetja barkakýliskrabbamein til að úrskurða um val meðferðar:

**Líkamsskoðun á höfði og hálsi** Þetta gerir lækni kleift að finna fyrir bólgnum eitlum og skoða hálsinn með barkaspeglun til að athuga hvort sjáist eitthvað óeðlilegt.

**Ómskoðun gegnum nef** (Endoscopy) Notuð er ómsjá og sveigjanlegur barki með myndavél er þræddur gegnum nef í efri öndunarvegi barkakýlis sem gerir mögulegt að skoða sýnileg líffæri beint af myndskjá (video).

**Ómskoðun gegnum kok** (Laryngoscopy) Sama aðferð og gegnum nef, nema í þessu tilviki gegnum kokið til að skoða þessi líffæri beint af myndskjá (video).

**Tölvusneiðmynd** (CT scan) Tölvusneiðmyndatæki, tækið býr til röð af nákvæmum röntgenmyndum af tilteknum líkamssvæðum og skuggaefni sem gefið er um leið, gerir kleift að skoða nánar líffæri eða vefi.

**MRI** (Segulómun) Mjúkvefjaskanni, notaðar eru segul- og útvarpsbylgjur til að búa til röð nákvæmra mynda af svæðum inni í líkamanum.

**Baríum kyngingarpróf** Aðferð til að skoða vélinda og maga. Sjúklingur drekkur baríumlausn sem hjúpar vélinda og maga og mynd tekin með röntgengeislum.

**Lífsýni** Tekið er lífsýni t.d. blóðsýni eða vefjasýni og það skoðað á rannsóknastofu hvort finnist krabbamein.

Batahorfur vegna krabbameins í barkakýli fer eftir eftirfarandi:

- Hversu mikið krabbameinið hefur breiðst út (stigun)
- Útlit krabbameinsfrumna
- Staðsetningu og stærð æxlis
- Aldur sjúklings, kyn og almennt heilsufar

Athygli er vakin á að tóbaksreykingar og áfengisdrykkja draga úr virkni meðferðar við barkakýliskrabbameini. Sjúklingar með barkakýliskrabbamein sem halda áfram að reykja og drekka eru ólíklegri til að ná árangursríkum bata og líklegri til að fá annað æxli.

**Meðferð við barkakýliskrabbameini**

Hjá þeim sem greinast með krabbamein á byrjunarstigi eru meðferðarmöguleikarnir skurðaðgerð eða geislameðferð. Þeir sem eru með lengra gengin barkakýliskrabbamein gætu þurft samsetta meðferð. Samsett meðferð getur verið skurðaðgerð samhliða geisla- og lyfjameðferð.

Marksækin meðferð (Targeted therapy) er annar meðferðarmöguleiki sérstaklega fyrir þá sem eru með langt gengin barkakýliskrabbamein. Meðferðin felst í að gefa sérstök lyf sem trufla ákveðnar sameindir sem taka þátt í æxlisvexti og framgangi frumna og hindra þannig vöxt og útbreiðslu krabbameinsins.

Hvaða leið er valin ræðst af aldri og almennu heilsufari sjúklings, staðsetningu æxlisins og hvort krabbameinið hafi breiðst út til annarra staða.

Almennt er það teymi sérfræðilækna sem vinnur saman við að skipuleggja meðferðina og geta verið:

- Háls-, nef- og eyrnalæknar
- Sérfræðingar í skurðlæknum
- Krabbameinslæknar
- Geislakrabbameinslæknar

Fleiri læknar og heilbrigðisstarfsmenn geta verið með þessum sérfræðingum í teymi þ.m.t. tannlæknir, lýtalæknir, skurðlæknir, heyrnar- og talmeinafræðingur, hjúkrunar fræðingur, næringarfræðingur og geðheilbrigðisráðgjafi.

Meðferðarmöguleikar eru háðir eftirfarandi:

- Að hve miklu leyti krabbameinið hefur breiðst út (stigun)
- Staðsetning og stærð æxlis
- Hvernig viðhalda megi getu sjúklings til að tala, borða og anda eðlilega
- Hvort um sé að ræða endurkomu krabbamein

Læknateymið lýsir fyrirliggjandi meðferðarúrræðum fyrir sjúklingnum og hver sé væntanlegur árangur svo og hugsanlegar aukaverkanir. Sjúklingar ættu að íhuga vandlega þá valkosti sem í boði eru og skilja hvernig þessar meðferðir geta haft áhrif á hæfni þeirra til að borða, kyngja og tala og hvort þessar meðferðir muni breyta útliti þeirra meðan á meðferð stendur og eftir. Sjúklingurinn og heilbrigðisteymi hans ættu að geta unnið saman að því að þróa meðferðaráætlun sem hæfir þörfum og væntingum sjúklingsins.

Stuðningsmeðferð til dæmis með verkjastjórnunarteymi til að stjórna verkjum og öðrum einkennum sem dregið geta úr hugsanlegum aukaverkunum og tilfinningalegum áhyggjum sjúklings ætti að vera til staðar, hvort heldur fyrir, meðan á og eftir að krabbameinsmeðferð lýkur.

Sjúklingar ættu að vera vel upplýstir áður en þeir velja meðferðarúrræði. Sé einhver vafi þá er gagnlegt að fá annað álit frá öðrum lækni (second opinion). Æskilegt er að talsmaður sjúklings (fjölskyldumeðlimur eða vinur) mæti með sjúklingi í viðtöl hjá lækni/teymi þar sem þeir geta aðstoðað sjúklinginn við að velja og ákveða meðferð.

Lagt er til að leggja eftirfarandi spurningar til læknis/læknateymis:

- Hver er stærð, staðsetning, útbreiðsla og stig æxlisins?
- Hver eru meðferðarúrræðin? Skurðaðgerð, geislameðferð, lyfjameðferð eða sambland af þessu?
- Hverjar eru væntanlegar aukaverkanir, áhættur og ávinningur hverrar meðferðar?
- Hvernig er hægt að meðhöndla aukaverkanir?
- Hvert verður talröddin í kjölfar hverra framangreindra meðferða?
- Hverjar eru líkurnar á að geta borðað eðlilega?
- Hvernig á að undirbúa sig fyrir meðferð?
- Mun meðferðin krefjast sjúkrahúsvistar og ef svo er hversu lengi?
- Hvernig mun meðferðin hafa áhrif á líf manns, vinnu og eðlilega starfsemi?
- Getur læknirinn mælt með sérfræðingi fyrir annað álit meðferðarmöguleika?
- Hversu oft og lengi verður þörf á eftirfylgni?
- Þarf sjúklingur hjálpartæki eftir meðferð og þá hvernig og hvernig er staðið að öflun þeirra?

## 2 Kafli Að gangast undir skurðaðgerð

Að gangast undir skurðaðgerð, tegundir barkakýlisbrottnáms, bati, verkjastjórnun og að fá annað álit læknis.

### Barkakýlisbrottnám

Skurðaðgerð er algengt meðferðarúrræði við barkakýliskrabbameini. Skurðlæknirinn notar annaðhvort skurðhníf eða Laser. Lasertækið sem notað er myndar sterkan ljósgeisla sem sker eða eyðileggur vefi.

Það eru tvenns konar skurðaðgerðir notaðar við að fjarlægja krabbamein í barkakýli:

**Barkakýli fjarlægt að hluta** Skurðlæknirinn tekur aðeins út þann hluta barkakýlisins sem geymir æxlið.

**Allt barkakýlið fjarlægt** Skurðlæknirinn fjarlægir allt barkakýlið og suma aðliggjandi vefi.

Eitlar sem eru nálægt eða umlykja krabbameinssvæðið geta einnig verið fjarlægðir í hvorri aðgerð.

Sjúklingurinn gæti þurft ígræðslu til að endurbyggja sýkta vefi. Þá eru teknir vefir frá öðrum líkamssvæðum til ígræðslu og enduruppbyggingar á aðgerðarsvæði. Ígræðsla eða lýtaaðgerð getur verið framkvæmd um leið og krabbameinið er fjarlægt, eða síðar.

Bati eftir aðgerð tekur tíma og tíminn sem þarf til að jafna sig er mismunandi eftir einstaklingum.

### Aukaverkanir skurðaðgerðar

Helstu aukaverkanir aðgerðar geta falið í sér allt eða sumt af eftirfarandi:

- Bólgu í hálsi og hálsi
- Staðbundinn verk
- Þreytu
- Aukna slímmyndun
- Breytingar á útliti
- Dofa, vöðvastífleika og máttleysi
- Stóma á hálsi

Flestir finna fyrir slappleika eða þreytu í einhvern tíma eftir aðgerð, eru með bólgur í hálsi og finna fyrir verkjum og óþægindum fyrstu dagana. Verkjalyf geta dregið úr sumum þessara einkenna.

Skurðaðgerð breytir oft getu viðkomandi til að kyngja, borða eða tala. Hins vegar eru slík áhrif ekki í öllum tilvikum varanleg eins og fjallað verður um síðar í þessari handbók (sjá kafla 6 og 11). Þeir sem missa hæfileika sína til að tala eftir aðgerð gætu átt samskipti með því að skrifa á skrifblokk, takkaborð, farsíma eða tölvu. Fyrir aðgerð getur verið gagnlegt að eiga upptöku fyrir símsvara eða talhólf til að upplýsa þá sem hringja um talerfiðleika viðkomandi.

Hægt er að nota rafraddgervil (Electrolarynx – Mynd 4.) til að tala innan nokkurra daga eftir skurðaðgerð. Vegna sauma og bólgu í hálsi eftir skurðaðgerð næst betri árangur sé notað þar til gert rör til að tala með, sem fylgir með Electrolarynx búnaðinum.

**Undirbúningur fyrir aðgerð**

Fyrir skurðaðgerð er mikilvægt að ræða ítarlega við skurðlækninn um allar tiltækar meðferðar- og skurðaðgerðir og árangur þeirra til skemmri og lengri tíma. Sjúklingar sem eiga að fara í aðgerð geta verið kvíðnir og undir miklu álagi. Því er mikilvægt að talsmaður sjúklings, fjölskyldumeðlimur eða vinur, mæti einnig á fundi með lækni og heilbrigðisstarfsfólki. Það er mikilvægt að spyrja af hreinskilni og ræða allar áhyggjur og óska eftir skýringum. Það getur verið nauðsynlegt að hlusta ítrekað á útskýringar þar til þær skiljast að fullu. Það er gagnlegt að undirbúa spurningar til að spyrja skurðlækninn fyrir fundinn og skrifa niður þær upplýsingar sem aflað er.

Auk samráðs við skurðlækninn er einnig mikilvægt að hitta eftirfarandi lækna og heilbrigðisstarfsfólk:

- Heimilislækni
- Sérfræðilæknar viðkomandi t.d. hjartalæknir, lungnalæknir o.s.frv.
- Geislakrabbameinslæknir
- Krabbameinslæknir
- Svæfingalæknir
- Tannlæknir
- Heyrnar- og talmeinafræðingur
- Félags- eða geðheilbrigðisráðgjafi
- Næringarfræðingur

Einnig getur verið gagnlegt að hitta aðra einstaklinga sem hafa gengist undir barkakýlisbrottnám. Þeir geta leiðbeint sjúklingnum um talmöguleika í framtíðinni, deilt einhverju af reynslu sinni og veitt tilfinningalegan stuðning.

**Að fá annað álit**

Ef einhver stendur frammi fyrir læknisgreiningu og þarf að velja milli meðferðarúrræða, þar á meðal skurðaðgerðar, er mikilvægt að fá annað læknisálit. Það geta verið möguleikar á mismunandi læknisfræðilegum úrræðum eða skurðaðgerðum og annað álit (eða jafnvel þriðja álit) getur verið ómetanleg. Það er skynsamlegt að fá slíkt álit frá lækmun með reynslu í þeim málum sem hér um ræðir. Eftir að meðferð er hafin er stundum ekki hægt að snúa við. Þess vegna er mjög mikilvægt að velja meðferðarleið eftir samráð við að minnsta kosti einn sérfræðing í viðbót.

Sumir sjúklingar eru feimnir við að biðja um tilvísun til að sjá annan lækni og fá annað álit. Sumir kunna að vera hræddir um að slíkt verði túlkað sem vantraust á aðallækni eða efasemdir um hæfni hans. Flestir læknar hvetja þó sjúklinga sína til að fá annað álit og munu ekki finna fyrir móðgun eða minnkunar vegna slíkrar beiðni.

Annar læknir gæti verið sammála greiningu og meðferðaráætlun fyrsta læknisins. Hins vegar gæti bent á aðra nálgun. Hvort heldur sem er þá verður sjúklingurinn sjálfur með auknar upplýsingar og meiri tilfinningu fyrir að hafa stjórn á eigin aðstæðum. Þannig getur hann fengið aukna trú á þeirri ákvörðun sem hann tekur, vitandi að allir kostir hafa verið skoðaðir.

Það getur tekið tíma og fyrirhöfn að safna saman sjúkraskýrslum og hitta annan lækni. Almennt mun seinkun ekki endilega gera meðferð sem verður fyrir valinu óvirkari. Hins vegar ætti að ræða allar hugsanlegar tafir við lækninn.

Það eru ýmsar leiðir til að finna sérfræðing til að fá annað álit. Hægt er að biðja um tilvísun til annars sérfræðings frá aðallækni, heimilislækni, heilsugæslu og sjúkrahúsi í næsta nágrenni. Jafnvel þó svo krabbameinssjúklingar vilji flýta meðferð og fjarlægja krabbameinið eins fljótt og auðið er, getur samt verið þess virði að bíða eftir öðru áliti.

**Verkjameðferð eftir aðgerð**

Verkir í kjölfar skurðaðgerðará höfði og hálsi eru fremur huglægir, en almennt má segja að því umfangsmeiri sem aðgerðin er, þeim mun líklegra er að sjúklingurinn finni fyrir verkjum. Þeir sem hafa þurft að fá ígræðslu þar sem vefur er fluttur frá brjóstvöðvum, framhandlegg, læri eða kvið, eru líklegri til að finna fyrir auknum eða langvarandi verkjum.

Sjúklingar sem undirgangast róttækt hálseitlaúrnám (radical) í skurðaðgerð geta fundið fyrir aukaverkjum. Flestir sjúklingar gangast undir sértækt eitlaúrnám (selective neck disection) þar sem áherslan er lögð á að fjarlægja eitla sem líklegastir eru að innihalda krabbamein en aukataug mænu ekki fjarlægð. Sé aukataug í mænu fjarlægð í aðgerð er líklegra að sjúklingur upplifi óþægindi í öxlum, stífleika og langvarandi missi á hreyfisviði á viðkomandi svæði. Hægt er að draga úr slíkum óþægindum eftir skurðaðgerð með sjúkraþjálfun og hreyfingu.

Fyrir þá sem upplifa langvarandi sársauka vegna barkakýlisbrottnáms eða annarra skurðaðgerða á höfði og hálsi er ráðlegt að fá aðstoð sérfræðinga í verkjameðferð.

# 3 Kafli Aukaverkanir geislameðferðar

## Aukaverkanir geislameðferðar við krabbameini í höfði og hálsi

Geislameðferð er algeng við meðhöndlun höfuð- og hálskrabbameina. Notuð er háorkuröntgengeislun eða rafeindageislun í því skyni að drepa krabbameinsfrumurnar. Þar sem krabbameinsfrumur vaxa og skipta sér hraðar en venjulegar frumur eru meiri líkur á að þær eyðileggist við geislun. Hinsvegar batnar almennt venjulegum og heilbrigðum frumum eftir geislun, þó þær geti einnig verið skemmdar eftir geislun.

Sé valin geislameðferð stillir geislakrabbameinslæknirinn upp meðferðaráætlun sem inniheldur skammtastærð geislunar, stærð geislasvæðis, fjölda, tímalengd og lotur meðferða sem á að gefa. Þetta er byggt á gerð og staðsetningu æxlis og almennu heilsufari sjúklingsins.

Aukaverkanir geislameðferðar við krabbameini í höfði og hálsi er skipt í bráð og lengd. Aukaverkanir í bráð eru snemmbærar og koma fram á meðan á meðferð stendur og skömmu eftir meðferð (u.þ.b. 2-3 vikum eftir að meðferð með geislameðferð lýkur). Langvinn áhrif eða síðbærar aukaverkanir geta komið fram hvenær sem er eftir það, allt frá vikum til margra ára eftir að geislameðferð lýkur.

Sjúklingar finna alla jafna mest fyrir aukaverkunum af fyrstu áhrifum geislameðferðar, sem yfirleitt ganga til baka með tímanum. Hins vegar geta langtímaáhrif aukaverkana kallað á ævilanga umönnun. Þess vegna er mikilvægt að þekkja mögulegar langtímaaukaverkanir til að koma í veg fyrir þær og eða takast á við afleiðingar þeirra. Þekking á aukaverkunum geislunar gerir kleift að greina þær snemma og velja rétta og viðeigandi meðferð.

Einstaklingar með krabbamein í höfði og hálsi ættu að fá ráðgjöf um mikilvægi þess að hætta að reykja. Auk þess sem reykingar eru stór áhættuþáttur fyrir krabbameini í höfði og hálsi eykst hættan á krabbameini hjá reykingamönnum enn frekar með áfengisneyslu. Reykingar geta einnig haft áhrif á horfur á krabbameini. Sé reykingum haldið áfram bæði meðan á og eftir geislameðferð lýkur, getur það aukið alvarleika og lengd slímhúðarviðbragða, versnandi munnþurrk (xerostomia) og dregið úr afkomu sjúklinga. Sjúklingar sem halda áfram að reykja á meðan þeir fá geislameðferð hafa lægri langtímalifun en þeir sem ekki reykja.

## 3.1 Snemmbærar aukaverkanir sem koma fram í geislameðferð

Aukaverkanir sem koma snemma fram við geislameðferð eru m.a. bólga í slímhúð munnkoks (slímhúðarbólga), sársaukafull kynging (odynophagia), kyngingarerfiðleikar (dysphagia), hæsi, skortur á munnvatni (xerostomia), verkur í munnholi, húðbólga, ógleði, uppköst og þyngdartap. Þessir fylgikvillar geta truflað og tafið meðferð. Að einhverju leyti koma þessar aukaverkanir fram hjá flestum sjúklingum en hverfa almennt með tímanum.

Alvarleiki þessara aukaverkana fer eftir heildarskammti og lengd geislameðferðar, staðsetningu æxlisins, útbreiðslu þess og almennu heilsufari og venjum sjúklingsins (þ.e. áframhaldandi reykingar, áfengisneysla).

### Húðskemmdir

Geislun getur valdið skaða á húð sem líkist sólbruna, sem getur versnað enn frekar með krabbameinslyfja-meðferð. Meðan á geislameðferð stendur er ráðlegt að verja húðin fyrir sólarljósi, veðri og vindum, ertandi efnum og notkun húðkrema eða smyrsla á geislasvæði sem gætu breytt dýpt geislunar og verkun í meðferð. Hægt er að ráðfæra sig við lækni um húðvörur til að mýkja og vernda húðina og nota má meðan á geislameðferð stendur.

### Munnþurrkur

Munnvatnsþurrkur (Xerostomia) tengist geislaskammti og rúmmáli munnvatnsvefs sem er geislaður. Til að fríska upp á munninn er ráðlegt að drekka nægjanlegan vökva og gorgla með volgu saltvatni með veikri saltlausn eða matarsóda til að losa um þykkt munnseyti og draga þannig úr vægum sársauka. Hægt er að nota gervimunnvatn sem fæst í apótekum í formi munnúða, munnskoli og í uppleysanlegum töflum. Eins getur verið gagnlegt að væta munninn reglulega með vatni.

### Breytingar á bragðskyni

Geislun getur bæði valdið breytingum á bragðskyni og verkjum í tungu. Slíkar aukaverkanir geta dregið úr áhuga sjúklings til að neyta fæðu. Þessar breytingar hverfa smám saman hjá flestum sjúklingum á sex mánaða tímabili, í sumum tilfellum verður bragðskyn ekki eins ríkt í sama mæli og fyrir aðgerð og einstaklingar upplifa varanlegar breytingar á bragðskyni.

**Bólga í munnkoki - slímhúðarbólga**

Geislun og krabbameinslyfjameðferð skaða slímhúð í munnkoki (oropharynx) og valda slímhúðarbólgu. Bólgan myndast smám saman venjulega tveimur til þremur vikum eftir að geislameðferð hefst. Alvarleiki fer eftir geislasvæði, heildarskammti og lengd geislameðferðar. Lyfjameðferð getur aukið ástandið. Slímhúðarbólga er oft sársaukafull og getur hamlað fæðuinntöku og næringu.

Meðhöndlun felst í vandlegri munnhirðu, breytingu á mataræði, staðbundna deyfilyfja ásamt sýrubindandi og sveppaeyðandi lausnum. Forðast ber sterkan, súran, beiskan eða heitan mat og allt áfengi. Mögulegar bakteríusýkingar geta verið veirusýkingar (t.d. Herpes) og sveppasýkingar (t.d. Candida) vegna bólgu. Nauðsynlegt getur verið að nota ópíöt eða gabapentín við verkjum.

Slímhúðabólga getur leitt til næringarskorts. Þeir sem finna fyrir verulegu þyngdartapi eða endurteknum merkjum ofþornunar gætu þurft að fá fæðu gegnum magasondu.

**Munnverkur**

Verkir í munni eru algengir hjá sjúklingum með höfuð- og hálskrabbamein. Allt að helmingur sjúklinga upplifa slíka verki við geislameðferð, áttatíu prósent sjúklinga meðan á meðferð stendur og um þriðjungi sjúklinga sex mánuðum eftir meðferð. Sársauki getur verið vegna slímhúðarbólgu sem getur versnað samhliða krabbameinslyfjameðferð, en einnig vegna skemmda af völdum krabbameins, sýkingar, bólgu og öra vegna skurðaðgerða eða annarra meðferða. Verkjastilling felur í sér notkun verkja- og deyfilyfja.

**Ógleði og uppköst**

Geislameðferð getur valdið ógleði. Í þeim tilvikum gerist það almennt tveimur til sex klukkustundum eftir geislameðferðarlotu og varir venjulega í tvær klukkustundir. Uppköst geta fylgt ógleði.

Fyrirbyggjandi meðhöndlun felur í sér:

- Borða litlar máltíðir en fleiri yfir daginn. Ógleði er oft verri á tóman maga.
- Borða hægt, tyggja matinn vel og vera afslappaður.
- Borða matinn kaldan eða við stofuhita.
- Lykt af heitum eða heitum mat getur valdið ógleði.
- Forðast mat sem erfitt er að melta, s,s, sterkan mat, fituríkan mat og sósur
- Hvíla sig eftir máltíð. Hækka undir höfðalagi um ca. 25 cm.
- Drekka á milli mála, í stað þess að drekka drykki með máltíðum.

- Drekka sex til átta glös (200 ml) af vökva á dag til að koma í veg fyrir ofþornun.
- Kaldir drykkir, ísmolar, frostpinnar eða gelatínhlaup geta gert sama gagn.
- Borða meiri mat þegar maður finnur fyrir minni ógleði.
- Upplýsa heilbrigðisstarfsfólk fyrir hverja meðferðarlotu um viðvarandi ógleði.
- Meðhöndla strax þrálát uppköst því þau geta valdið ofþornun.
- Biðja heilbrigðisstarfsfólk um ógleðilyf.

Viðvarandi uppköst geta valdið því að líkaminn tapar miklu magni af vatni og næringarefnum. Séu uppköst oftar en þrisvar á dag og ekki drukkin nægjanlegur vökvi getur slíkt leitt til ofþornunar. Ofþornun getur valdið alvarlegum fylgikvillum sé ekki brugðist við því.

Einkenni ofþornunar eru meðal annars:

- Lítið magn af þvagi
- Dökkt þvag
- Hraður hjartsláttur
- Höfuðverkur
- Roði, þurr húð
- Skán á tungu
- Pirringur og rugl

Viðvarandi uppköst geta einnig dregið úr verkun lyfja. Ef þrálát uppköst halda áfram má stöðva geislameðferð tímabundið. Vökvi sem gefin er í æð hjálpar líkamanum við að endurheimta næringarefni og sölt.

### Þreyta - síþreyta

Síþreyta er ein algengasta aukaverkun geislameðferðar því meðferðin getur valdið uppsafnaðri þreytu (síþreytu) sem eykst með tímanum. Síþreyta getur varað í þrjár til fjórar vikur eftir að geislameðferð er hætt, en getur líka varað í allt að tvo til þrjá mánuði.

Þættir sem stuðla að síþreytu eru blóðleysi, minnkuð fæðu- og vökvaneysla, lyf, vanvirk skjaldkirtils starfsemi, verkir, streita, þunglyndi og skortur á svefni og hvíld.

Til að bæta upp þreytu þarf að taka þarf tillit til þessara þátta og auka almennt hvíld og ró.

### Aðrar aukaverkanir

Aðrar aukaverkanir geta verið kjálkastjarfi og heyrnarvandamál (Sjá kafla 3.2).

## 3.2 Síðbærar aukaverkanir sem koma fram eftir geislameðferð

Síðbærar aukaverkanir geislameðferðar geta verið varanlegur skortur á munnvatni, beindrep, heyrnar- og/eða jafnvægistap, bandvefsbólga, sogæðabjúgur, vanstarfsemi í skjaldkirtli og skaði á stoðkerfi í hálsi

### Varanlegur munnþurrkur

Þó munnþurrkur (xerostomia) batni hjá flestum með tímanum, getur hann verið langvarandi.

Til að meðhöndla langvarandi skort á munnvatni þarf munnvatnsuppbót eða gervimunnvatn og væta munninn oft með vatni. Þetta getur leitt til tíðari þvagláta á nóttunni, sérstaklega hjá körlum með stækkun í blöðruhálskirtli og hjá þeim sem hafa litla þvagblöðru. Aðrar mögulegar meðferðir eru munnvatnsörvandi lyf (sialagogues), pilókarpín, amifostín, cevimeline og nálastungumeðferðir.

### Beindrep í kjálka

Beindrep (osteoradionecrosis) er mögulegur og alvarlegur fylgikvilli sem getur þurft skurðaðgerð og enduruppbyggingu. Það fer eftir staðsetningu og umfangi hver einkenni eru en þau geta verið sársauki, slæmur andardráttur, breyting á bragðskyni (dysgeusia), óþægindatilfinning, dofi eða tilfinningaleysi, Trismus, erfiðleikar við að tyggja og tala, myndun fistils, óútskýrt beinbrot (pathological fracture) staðbundin eða almen sýking.

Neðra kjálkabeinið (mandible) verður oftast fyrir áhrifum geislunar í meðferð, sérstaklega hjá þeim sem eru meðhöndlaðir við krabbameini í nefkoki. Áhrif á efri kjálka (maxillary) eru sjaldgæfari vegna blóðflæðis sem það svæði fær.

Tannsjúkdómar og tanndráttur á geisluðu svæði geta verið áhættuþættir á þróun beindreps (sjá kafla 14). Í sumum tilvikum þarf að fjarlægja tennur áður en geislameðferð er hafin, séu þær eru á geislasvæði eða of skemmdar til að hægt sé að gera við þær með fyllingu eða rótarfyllingu. Skemmd tönn getur valdið sýkingu í kjálkabeini sem er sérlega erfitt að meðhöndla eftir geislun. Tannviðgerðir áður en geislameðferð hefst geta dregið úr hættu á beindrepi. Vægt beindrep er hægt að meðhöndla á skipulegan hátt með hreinsun, sýklalyfjum og stundum með ómun (ultrasound). Sé beindrep umfangsmikið þarf oft að fjarlægja það á róttækan hátt með endursköpun eða enduruppbyggingu á viðkomandi svæði. Við enduruppbyggingu eru notaðar smáæðar, vefir og bein (microvascular reconstruction).

Með fyrirbyggjandi tannvernd (dental prophylaxis) má draga úr tannvandamálum. Sérstakar flúormeðferðir geta hjálpað til við tannvandamál en auk þess er alltaf mikilvægt að bursta tennur reglulega, nota tannþráð og vera í reglulegu eftirliti hjá tannlækni.

Súrefnismeðferð með háþrýstingi (HBO) er stundum notuð fyrir sjúklinga í þessum áhættuhópi, eða þeim sem fá beindrep í kjálka. Gögn eru þó misvísandi um klínískan ávinning HBO meðferðar við að fyrirbyggja eða meðhöndla beindrep.

Sjúklingar sem þurfa tannviðgerðir eða tanndrátt ættu að láta viðkomandi tannlækni vita ef þeir hafa farið í geislameðferð, áður en slíkar aðgerðir eru framkvæmdar. Hægt er að koma í veg fyrir beindrep með því að fá háþrýstings-súrefnismeðferð í nokkur skipti fyrir og eftir slíkar aðgerðir. Það er mælt með þessu er ef viðkomandi tönn er á svæði sem hefur orðið fyrir miklum geislun. Samráð við þann geislakrabbameinslækni sem veitti geislameðferðina gæti verið gagnlegt við mat á umfangi fyrri váhrifa.

**Bandvefsmyndun - örvefur**

Stórir skammtar geisla á höfuð og háls geta orsakað myndun bandvefs á viðkomandi svæði. Geislar geta skaðað slímhúð, blóðæðar og bandvef og þegar slímhúðin grær, verður þykknun á bandvef og vöðvafrumum (fibrosis) sem gerir að verkum að vélinda og kok á meðhönduðu svæði tapar teygjanleika sínum. Þetta ástand getur versnað eftir skurðaðgerð á höfði og hálsi og getur þróast í trefjakennda áferð og takmarkandi hreyfigetu á hálsi. Bandvefsmyndun og örvefur á aðgerðarsvæði getur komið fram á innanverðum hálsi eftir að geislameðferð lýkur og valdið þrengingu í koki og vélinda og stirðleika í kjálkaliðum.

Bólga sem leiðir til þykknun á bandvef í vöðvum sem við notum til að tyggja getur leitt kjálkastjarfa (Trismus - Lockjaw) eða stirðleika við að opna munninn, sem getur ágerst með tímanum. Yfirleitt verður þá erfiðara að borða, þó hafi ekki áhrif á framburð í tali. Stífir kjálkar geta hindrað rétta munnhirðu og valdið tal- og kyngingarörðugleikum. Þetta ástand getur ágerst í þeim tilvikum ef skurðaðgerð var framkvæmd áður en geislameðferð hófst. Sjúklingar sem líklegir eru til að fá Trismus eru þeir sem eru með æxli í nefkoki, gómi og kjálka (sinus maxillary). Geislun á kjálkaliðamótum og tyggingarvöðvum getur oft leitt til Trismus. Langvarandi Trismus leiðir smám saman til bandvefsþykknunar. Kjálkaæfingar og þvinguð munnopnun með notkun hjálpartækis (Therabite™) til að liðka kjálka og opna munn getur verið gagnlegt. Svona tæki er í auknum mæli notuð sem fyrirbyggjandi aðgerð til að koma í veg fyrir Trismus meðan á geislameðferð stendur.

Teygjur og æfingar á hálsi geta dregið úr þrýstingi og aukið hreyfisvið hálsins. Þessar æfingar þarf að framkvæma alla ævi til að viðhalda góðri hreyfingu í hálsi. Þetta á sérstaklega við ef stífleiki er tilkomin vegna geislunar. Mælt er með meðferð hjá reyndum sjúkraþjálfara sem kanna að meðhöndla bandvefsbólgur. Því fyrr sem inngripið er, því betra er það fyrir sjúklinginn. Nýrri meðferðarúrræði með ómtækjum er einnig möguleg. Víða eru sjúkraþjálfar sem sérhæfa sig í meðhöndlun á bólgum.

Bólgur í bandvef á höfði og hálsi geta orðið enn umfangsmeiri hjá þeim sem gangast undir skurðaðgerð eða frekari geislun. Bandvefsbólgur eftir geislun geta einnig haft áhrif á húð og undirhúð, sem geta valda óþægindum og orsakað sogæðabjúg.

Kyngingartruflanir vegna bandvefsmyndunar kalla á oft á breytt mataræði, styrkingar á koki eða endurþjálfun kyngingar, sérstaklega hjá þeim sem hafa farið í skurðaðgerð og eða lyfjameðferð. Kyngingaræfingar eru í auknum mæli notaðar sem fyrirbyggjandi aðgerð. Þrengsli í munnkok að hluta eða öllu leyti geta komið fram í alvarlegum tilfellum.

### Sár og græðsla eftir geislun - fistill

Sumir barkakýlislausir eiga í vanda með sáragræðslu eftir skurðaðgerð, sérstaklega á svæðum sem hafa fengið geislun. Hjá sumum getur myndast fistill sem er óeðlileg rás (op eða gat) sem opnast úr innri hluta háls og út í hörund). Sár sem gróa seint er hægt að meðhöndla með sýklalyfjum og sáraumbúðum.

### Vessabjúgur – Sogæðabjúgur (Lymphedema)

Stífla í eitlum leiðir til sogæðabjúgs. Ef verulegur bjúgur myndast í koki eða barkakýli getur slíkt hamlað öndun og gæti sjúklingur þurft tímabundna eða langvarandi barkatúbu (tracheostomy). Sogæðabjúgur þrengingar í koki eða aðrar raskanir auka tilhneigingu til ásvelgingar hjá sjúklingi og mögulega þörf þeirra fyrir næringarslöngu.

### Vanvirkur skjaldkirtill

Vanvirkni í skjaldkirtli er nánast alltaf tengd geislameðferð. Flestallir sjúklingar upplifa vanvirkni í skjaldkirtli eftir geislameðerð. Tilvikin eru mismunandi og háð geislaskammti og líkur á vanvirkni aukast eftir því sem frá líður geislameðferð.

### Taugaskaði

Geislameðferð á hálsi getur haft áhrif á mænuna og orsakað afmarkaða þverrofsmænubólgu (transverse myelitis), þekkt sem Lhermitte einkenni. Lhermitte einkennið er dæmi um taugaverki sem geta komið skyndilega en vara stutt. Það stafar af truflun ofarlega í hálsmænu og lýsir sér eins og rafstraumur niður bak og jafnvel út í útlimi þegar einstaklingur beygir höfuðið fram. Þetta ástand þróast sjaldan yfir í eiginlega mergbólgu sem tengist Brown-Séquard heilkenni (tap á skynjun og hreyfivirkni af völdum þrýstings eða þverskurðar á mænu).

Geislameðferð getur einnig valdið skertri starfsemi í úttaugakerfi sem lýsir sér í ytri þrýstingi á vefi og minnkuðu blóðflæði innan þeirra vegna þykknunar á bandvef. Sársauki, skyntap og máttleysi eru algengustu birtingarmyndir einkenna vegna vanstarfsemi úttaugakerfisins. Einnig eru dæmi um blóðþrýstingsfall (lækkaður blóðþrýstingu) þegar einstaklingur stendur upp og ýmis önnur líkamleg frávik.

### Eyrnabólga (ototoxicity)

Geislun á eyrað getur leitt til alvarlegrar eyrnabólgu (eyrnabólgu með vökva). Stórir skammtar af geislun geta valdið skerðingu á heyrn og jafnvægistruflana (skemmdir á innra eyra, heyrnartaug eða heila).

### Háls- og stoðkerfisskaði

Bjúgur á hálsi (neck edema) og þykknun bandvefs (fibrosis) er algengar aukaverkanir eftir geislameðferð. Með tímanum getur bjúgurinn harðnað og orsakað stífleika í hálsi. Geislaskaði getur einnig valdið þrengslum í hálsslagæð (atenosis) og heilablóðfalli, rof á hálsslagæð, fistil í munnkoki og í húð (fistill getur einnig myndast eftir skurðaðgerðar) og skemmdir á þrýstingsviðtaka (baro receptors) í hálsslagæð sem leiða varanlegs og ósjálfráðs skyndilegs og endurtekins háþrýstings (paroxysmal).

**Þrengsli í hálsslagæð** (stenosis) Hálsslagæðarnar dæla blóði til heilans. Þrengsli eða þrengingar í hálsslagæðum eru mögulegar aukaverkanir geislameðferðar, sem þýða aukna áhættu fyrir sjúklinga með höfuð- og hálskrabbamein, þar á meðal barkakýlislausir. Þrengslin er hægt að greina bæði með ómskoðun og æðamyndatöku. Mikilvægt er að greina þrengslin snemma, áður en þau valda heilablóðfalli.

Meðferð getur verið æðarstíflubrottnám (endarterectomy), innsetning stoðnets (sérstakur búnaður sem settur er inn í slagæðina til að víkka og halda opinni) eða hjáveituaðgerð.

**Háþrýstingur vegna skaða á baróviðtökum** Geislun á höfuð og háls getur skaðað baróviðtaka sem staðsettir eru í hálsslagæð (blóðþrýstingsnemar - baroreceptor). Þessir viðtakar hjálpa til við að stjórna blóðþrýstingi með því að greina þrýsting blóðsins sem streymir gegnum þá og senda skilaboð til miðtaugakerfisins um að auka eða minnka ytra viðnám æða og hjartaafköst. Sumir einstaklingar sem fengið hafa geislameðferð þróa með sér óstöðugan háþrýsting.

**Óstöðugur háþrýstingur** Í óstöðugum háþrýstingi (Labile hypertension) sveiflast blóðþrýstingurinn mun meira en venjulega yfir daginn. Hann getur hækkað hratt úr lágum þrýsting (t.d. 120/80 mm Hg) upp í háþrýsting (t.d. 170/105 mm Hg). Í mörgum tilvika eru þessar sveiflur einkennalausar en geta valdið höfuðverk. Það eru tengsl milli hækkunar blóðþrýstings og streitu eða tilfinningalegrar vanlíðan.

**Hviðuháþrýstingur** (Paroxysaml hypertension): Hækkaður blóðþrýstingur sem birtist öðru hvoru eða í köstum. Sjúklingar sýna skyndilega hækkun á blóðþrýstingi (sem getur verið hærri en 200/110 mm Hg) í tengslum við skyndilega vanlíðan vegna líkamlegra einkenna, svo sem höfuðverk, brjóstverk, sundl, ógleði, hjartsláttarónot, roða og svitamyndun. Köstin geta varað frá 10 mínútum upp í nokkrar klukkustundir og geta komið fram einu sinni á nokkurra mánaða fresti til einu sinni eða tvisvar á dag. Á milli kasta er blóðþrýstingurinn eðlilegur eða með vægа hækkun. Almennt geta sjúklingar ekki bent á sérstaka huglæga þætti sem valda köstum. Greina þarf hvort læknisfræðilegar aðstæður séu orsök á blóðþrýstingssveiflum (t.d. krómfíklaæxli -pheochromocytoma).

Í báðum ofangreindum tilvikum eru aðstæður alvarlegar og þarfnast meðhöndlunar. Meðhöndlun getur verið vandmeðfarin og ætti að vera í höndum reyndra sérfræðinga.

Upplýsingar um aukaverkanir geislameðferðar vefsíða National Cancer Institute á:

http://www.cancer.gov/cancertopics/pdq/supportivecare/ oralcomplications/Patient/page5

# 4  Kafli Aukaverkanir vegna lyfjameðferða

## Aukaverkanir lyfjameðferða vegna krabbameina í höfði og hálsi

Flesta sjúklingar með meinvörp eða langt gengin eða endurtekin höfuð- og hálskrabbamein fá lyfjameðferð ásamt stuðningsmeðferð (therapeutic). Val á viðeigandi og sértækri meðferð fer eftir hvernig fyrri meðferð sjúklings með krabbameinslyfjum reyndist og almennri nálgun í því skyni að varðveita líffæri á viðkomandi svæði.

Stuðningsmeðferð felur í sér að fyrirbyggja sýkingu alvarlegrar beinmergsbælingar og til að viðhalda fullnægjandi næringu hjá sjúklingi.

Möguleikar í meðferð geta verið með einu lyfi (einlyfjameðferð) eða samsett meðferð með frumudrepandi krabbameinslyfi og eða sameindamiðuðum lyfjum, ásamt sérvalinni stuðningsmeðferð (optimal supportive care). Lyfjameðferðir eru lotuskiptar og þeim skipt milli meðferðartímabila og hvíldar. Meðferð getur varað nokkra mánuði eða lengur.

Vefsíða sem sýnir öll krabbameinslyf og aukaverkanir má finna á eftirfarandi slóð: http://www.tirgan.com/chemolst.htm

Krabbameinslyf virka á allan líkamann með því að trufla vöxt krabbameinsfrumna og eru venjulega gefin í bláæð. Við meðhöndlun á krabbameini í höfði og hálsi er venjulega veitt krabbameinslyfjagjöf samhliða geislameðferð, þekkt sem „geislalyfjameðferð" (chemoradiation). Geislalyfjameðferð er einnig notuð sem viðbótarmeðferð (adjuvant therapy) eða sem undirbúningsmeðferð (neoadjuvant therapy).

Undirbúningsmeðferð er ætluð sem undanfari skurðaðgerðar til að minnka æxlið og gera það auðveldara að fjarlægja það. Viðbótarmeðferð eftir skurðaðgerð er ætlað að draga úr hættu á endurkomu krabbameins og til að drepa frumur sem kunna að hafa dreift sér.

Lyfjameðferð áður en geislalyfjameðferð hefst er þekkt sem undirbúningslyfjameðferð (induction chemotherapy).

### Aukaverkanir krabbameinslyfjameðferðar

Lyfjameðferð veldur yfirleitt einhverjum tímabundnum aukaverkunum. Aukaverkanir eru einstaklingsbundnar og sumar meðferðir hafa fáar en aðrar fleiri. Margir upplifa ekki aukaverkanir fyrr en í lok meðferðar. Hjá mörgum vara þessar aukaverkanir ekki lengi.

Þó aukaverkanir geti orðið svæsnari með samsettri geislameðferð, hverfa þær yfirleitt smám saman eftir að meðferð lýkur.

Aukaverkanir geta verið mismunandi eftir því hvaða krabbameinslyf eru notuð. Það er vegna þess að lyfin drepa virkan frumuvöxt, ekki aðeins krabbameinsfrumurnar, heldur líka heilbrigðar frumur í meltingarvegi, hársekkjum og í beinmerg (sem myndar rauðu og hvítu blóðkornin).

Algengustu aukaverkanir eru ógleði, uppköst, niðurgangur, sár (slímbólga) í munni (sem leiðir til kyngingarvandamála og særinda í hálsi og munni), aukið næmi fyrir sýkingum, blóðleysi, hárlos, almenn þreyta, dofi í höndum og fótum, heyrnarskerðing, nýrnaskemmdir, blæðingarvandamál, vanlíðan og jafnvægisvandamál.

Krabbameinslæknar og sérfræðingar eiga að fylgjast með og meðhöndla þessar aukaverkanir.

Algengustu aukaverkanir eru:

**Minnkað viðnám gegn sýkingu**

Krabbameinslyfjameðferð getur tímabundið dregið úr framleiðslu hvítra blóðkorna (daufkyrningafæð, neutropenia) sem gerir sjúklinginn næmari fyrir sýkingum.

Þessi áhrif geta komið fram um það bil sjö dögum eftir meðferð og minnkun á mótstöðu gegn sýkingu nær hámarki, almennt um 10–14 dögum eftir að meðferðarlotu lýkur. Á þeim tímapunkti byrja blóðfrumurnar almennt að fjölga sér jafnt og þétt og fara aftur í eðlilegt horf áður en næsta lota lyfjameðferðar er hafin. Einkenni sýkingar eru m.a. hiti yfir 38°C (100,4°F) og/eða bráð veikindatilfinning. Áður en lyfjameðferð hefst að nýju eru blóðprufur gerðar til að tryggja að hvítu blóðkornin hafi jafnað sig. Frekari meðferð getur verið frestað þar til blóðfrumur hafa jafnað sig.

**Mar eða blæðingar**

Lyfjameðferð getur valdið marblettum eða blæðingum því lyfin draga úr framleiðslu á blóðflögum sem hjálpa blóðstorknun. Blæðingar í nefi, blóðblettir eða útbrot á húð og blæðandi tannhold geta verið merki um slíkt.

### Blóðleysi

Krabbameinsmeðferð getur leitt til blóðleysis (lágur fjöldi rauðra blóðkorna). Sjúklingurinn finnur almennt fyrir þreytu og mæði. Alvarlegt blóðleysi er hægt að meðhöndla með blóðgjöf eða lyfjum sem stuðla að framleiðslu rauðra blóðkorna.

### Hármissir

Sum krabbameinslyf valda hárlosi. Hárið vex næstum alltaf aftur eftir þrjá til sex mánuði þegar lyfjameðferð er lokið. Á meðan er hægt að nota hárkollu, klút, buff, hatt eða trefil.

### Eymsli og særindi í munni

Sumar lyfjameðferðir geta valdið slímbólgu og særindum í munni (Mucositis) sem getur truflað tyggingu og kyngingu, ennfremur valdið munnblæðingum, kyngingarerfiðleikum (Dysphagia), ofþornun, brjóstsviða, uppköstum, ógleði og viðkvæmni fyrir söltum, sterkum og heitum/köldum mat. Lyfjameðferð getur einnig valdið sárum í munnholi eða munnbólgu (Stomatitis) sem leiða til erfiðleika við að borða.

Ógleði og uppköst er hægt að meðhöndla með ógleðilyfjum. Venjulegt munnskol getur líka hjálpað. Þessar aukaverkanir geta haft áhrif á kyngingu og næringu. Þess vegna er mikilvægt að auka við mataræði með næringarríkum drykkjum eða súpum. Næringarfræðingar geta veitt gagnlegar upplýsingar og leiðbeiningar um hvað þurfi til að viðhalda fullnægjandi næringu.

Oftast eru það frumudrepandi lyf sem valda vandamálum í munnholi, koki, vélinda og kyngingarörðugleikum. Frumudrepandi lyf innihalda andefnaskiptaefni (antimetabolites) svo sem metótrexat og flúorúrasíl. Geislanæmislyfjameðferðir (radiosensitizer chemotherapies), sem ætlað er að auka áhrif geislameðferðar og geislanæmi frumna, auka einnig á aukaverkanir vegna geislatengdrar slímbólgu (radiation mucositis).

### Þreyta

Lyfjameðferð hefur mismunandi áhrif á einstaklinga og misjafnt á þá. Sumir geta lifað eðlilegu lífi meðan á meðferð stendur, meðan öðrum finnst þeir verða mjög veikir og þreyttir og þurfa að taka hlutunum hægar. Öll krabbameinslyf geta valdið síþreytu.

Þreytuástand getur varað í nokkra daga, einnig meðan á meðferð stendur og eftir að meðferð lýkur. Krabbameinslyfin Vinkristinen, Vinblastine og Cisplatin valda oft þreytu.

Þættir sem stuðla að þreytu eru blóðleysi, minnkuð vökva- og fæðuinntaka, lyf, vanvirkni skjaldkirtils, verkir, streita, þunglyndi, svefnleysi (insomnia) og skortur á hvíld.

Aukin hvíld og með því að taka tillit til ofangreindra þátta getur stuðlað að minni þreytu

Nánari upplýsingar má finna á vefsíðu National Cancer Institue

http://www.cancer.gov/cancertopics/pdq/supportivecare/ oralcomplications/Patient/page5

Einnig á vefsíðu Krabbameinsfélagi Íslands: https://www.krabb.is/radgjof-studningur/ad-greinast-med-krabbamein/geislamedferd/geislamedferd-1

# 5 Kafli Sogæðabjúgur þroti í hálsi og dofi

**Sogæðabjúgur - Vessabjúgur (Lymphedema), þroti í hálsi og dofi eftir geislun og skurðaðgerð**

**Sogæðabjúgur**

Sogæðabjúgur er staðbundin vökvasöfnun og bólgumyndun í vef vegna truflunar á frárennsliskerfi sogæða. Sogæðarnar liggja gegnum eitla, sem sía og hreinsa sogæðavökvann og tæma vökva úr vefjum um allan líkamann og leyfa ónæmisfrumum að ferðast um líkamann. Sogæðabjúgur er algengur fylgikvilli geislunar og skurðaðgerða vegna krabbameina í höfði og hálsi sökum. Hann kemur vegna óeðlilegrar uppsöfnunar á próteinríkum millifrumuvökva sem veldur langvarandi bólgu og þykknun bandvefs í viðkomandi vefjum.

Geislameðferð myndar ör á vef sem truflar sogæðastarfsemi. Hálseitlarnir eru yfirleitt fjarlægðir í skurðagerð vegna barkakýlisbrottnáms og með því er raskað frárennsliskerfi sogæðanna og hluta skyntauga á viðkomandi svæði. Í flestum tilvikum er um varanlegt brottnám viðkomandi eitla og tauga og þess vegna tekur lengri tíma fyrir líkamann að losa sig við uppsafnaðan sogæðavökva eftir aðgerð, sem veldur bólgu á viðkomandi svæði. Þessu má líkja við stíflað niðurfall sem hefur ekki undan í mikilli rigningu. Sogæðavökvinn safnast saman á svæðinu sem var til aðgerðar og sogæðakerfið nær ekki að sía vökvann burt og skila honum út í líkamann á eðlilegan hátt. Til viðbótar er skurðsvæðið dofið því skorið er á skyntaugar í aðgerð, venjulega á hálsi, höku og bak við eyrun. Sogæðavökvi safnast því saman í líkamsvefjum á viðkomandi svæði og kemst ekki aftur inn í blóðrásina.

Tvær tegundir sogæðabjúgs geta þróast hjá sjúklingum með krabbamein í höfði og hálsi. Annarsvegar sýnilegur þroti í húð eða mjúkvef og hinsvegar innri bólga í slímhúð koks og barkakýlis. Sogæðabjúgur byrjar yfirleitt hægt en er ágengur, sjaldan sársaukafullur, en veldur óþægindum í formi þyngdartilfinningar og verkja og getur leitt til húðbreytinga.

Sogæðabjúgur hefur nokkur stig:

**Stig 0:** Forstig – Bjúghneiging er lítil, enginn sjáanlegur/áþreifanlegur bjúgur

**Stig 1:** Uppsöfnun próteinríks bjúgs, sýnilegur potbjúgur (pitting odema) einkenni væg, vel meðhöndlanleg og geta runnið af á nóttu eða með því að hækka undir fótum eða höfðalagi.

**Stig 2:** Varanleg einkenni, ekki-potbjúgur (non-pitting odema) og vefir með svampkennda og fasta viðkomu, örvefsmyndun umtalsverð (fibrosis)

**Stig 3:** Viðkomu harður bjúgur, þykknun bandvefs (örvefs), varanleg einkenni, mænusigg og húðbreytingar

Sogæðabjúgur á höfuð- og hálssvæði getur valdið ýmsum skerðingum á líkamsstarfsemi. Þar á meðal eru:

- Öndunarerfiðleikar
- Sjónskerðing
- Takmörkuð hreyfigeta (minnkuð hreyfing í hálsi, þéttleiki í kjálka eða
- Trismus og þyngsli fyrir brjósti)
- Skyntakmarkanir
- Mál-, radd- og kyngingarvandamál (erfitt að nota raf-raddgervil, talerfiðleikar við skýran framburð, slefa og tap á fæðu úr munni)
- Tilfinningavandi (þunglyndi, gremja og vandræðagangur)

Sem betur fer finna sogæðarnar smátt og smátt nýjar leiðir til frárennslis og almennt minnkar bólgan. Sérþjálfaðir sjúkranuddarar eða sjúkraþjálfarar sem hafa sérhæft sig í sogæðanuddi (manual lymphatic drainage -MLD) geta veitt sjúklingum aðstoð við að auka frárennsli og stytta tíma sem bólga varir. Slík inngrip gætu komið í veg fyrir að svæðið bólgni varanlega og þrói þykknun á bandvef.

Meðferð við sogæðabjúg getur verið:

- Sogæðanudd (andlit, háls, djúpir sogæðar, búk, innan munns)
- Þrýstingsumbúðir- og flíkur
- Leikfimi/þjálfun
- Umhirða húðar
- Teygjanlegt íþróttalímband (Kinesio tape)
- Krabbameinsendurhæfing
- Þvagræsilyf, skurðaðgerð, fitusog og sérstakar þrýstingspumpur (intermittent pneumatic compression). Þrýstingspumpur og upphækkun á höfði einar og sér eru árangurslausar meðferðir.

Þroti og þrengsli í hálsi vegna sogæðabjúgs batna almennt og ganga tilbaka.

Það getur hjálpað í hvíld eða fyrir svefn að hafa hærra undir höfði og efri hluta líkamans og nota þannig þyngdaraflið til að flýta fyrir frárennsli sogæðavökva. Sjúkraþjálfar eða sérfræðingar með kunnáttu í sogæðameðferð geta bæði meðhöndlað og leiðbeint um hvernig nota megi sogæðanudd til að hjálpa við að draga úr bógum eða bjúg. Handvirkt sogæðanudd felur í sér sérstaka tegund af mjúku húðnuddi sem hjálpar stífluðum sogæðavökva að renna almennilega út í blóðrásina. Venjulegt nudd er gagnslaust. Æfingar og hreyfing hjálpa einnig við að bæta sogæðarennsli. Meðferðaraðilar geta leiðbeint sjúklingnum um sérstakar æfingar til að bæta hreyfisvið háls og höfuðs.

Meðferðaraðili gæti mælt með notkun á sjúkrabindum eða þrýstings- og aðhaldsflíkum til að nota heimafyrir. Það myndar vægan þrýsting á viðkomandi svæði sem hjálpar við að hreyfa sogæðavökvann og koma í veg fyrir að fyllist á ný og bólgni á viðkomandi svæði. Notkun sjúkrabinda ætti að fara fram samkvæmt fyrirmælum sérfræðings. Það eru ýmsir möguleikar allt eftir staðsetningu sogæðabjúgs, sem hægt er að virkja til draga úr óþægindum og forðast aukaverkanir vegna þrýstings á hálsi.

Þá eru líka æfingar sem geta dregið úr þrýstingi í hálsi og aukið hreyfingarsvið hálsins. Þessar æfingar þarf að gera alla ævi til að viðhalda góðum liðleika á hálsi. Þetta á sérstaklega við ef stífleikinn er vegna geislunar. Það er getur verið gagnlegt að fá meðferð hjá reyndum sjúkraþjálfara sem kann að meðhöndla sogæðabólgur. Því fyrr sem inngripið er því betra.

Ný lasertækni hefur á síðastliðnum árum verið notuð til að draga úr sogæðabjúg, bandvefsmyndun og stífleika í hálsvöðvum. Notaður er sérstakur handhægur búnaður með lágorku- leysigeisla (Low Level Laser Therapy) sem smýgur inn í vefi þar sem hann frásogast af frumum og breytir efnaskiptaferlum þeirra. Dæmi um slíkan búnað er handtæki af gerðinni LTU-904 Portable Laser Therapeutic Unit. http://www.stepup-speakout.org/Laser%20Brochure.pdf.

Þessi lasermeðferð getur dregið úr sogæðabjúg í hálsi og andliti og aukið hreyfingarsvið á höfði. Þetta er sársaukalaus aðferð sem felst í að staðsetja leysitækið á nokkrum stöðum yfir hálsinn með um 10 sekúndna millibili skv. nánari leiðbeiningum.

Sjúkraþjálfarar sem sérhæfa sig í að draga úr bólgum og bjúgi má finna víða. Ráðfærðu þig við þinn lækni hvort sjúkraþjálfun sé heppilegt meðferðarúrræði við sogæðabjúg.

Leiðbeiningar um andlits- og háls nudd má finna á eftirfarandi vefsíðu: http://www.aurorahealthcare.org/FYWB_pdfs/x23169.pdf

**Dofi í húð eftir aðgerð**

Hálseitlar eða kirtlar eru yfirleitt fjarlægðir í skurðaðgerð þegar krabbameinið er fjarlægt. Um leið og eitlarnir eru skornir eru óhjákvæmilegt annað en að fjarlægja skyntaugar á viðkomandi svæði á hálsi og neðra andliti sem orsakar dofa á þeim svæðum. Sum svæði endurheimta tilfinningu smám saman næstu mánuði eftir aðgerð, önnur svæði geta orðið varanlega dofin.

Flestir einstaklingar venjast þessum dofa og læra að verja húðina fyrir beittum hlutum hita eða frosti. Karlmenn læra að skaða sig ekki á viðkomandi svæði við rakstur t.d. með því að nota rafmagnsrakvél í stað rakvélasköfu.

Til að verja dofna húð fyrir sól er mælt með að bera á hana sólarvörn eða verja hana með flík. Í frosti má verjast kali með því að hylja svæðið með trefil.

# 6 Kafli Að tala eftir barkakýlisbrottnám

### Að tala eftir barkakýlisbrottnám – Ný rödd

Þrátt fyrir að allt barkakýlið og þar með raddböndin sé fjarlægt í skurðaðgerð geta flestir barkakýlislausir tileinkað sér aðferðir til að tala aftur. Um 85-90% barkakýlislausra læra að tala með því að nota eina af þeim þremur helstu talaðferðum sem lýst verður hér nánar. Um 10% barkakýlislausra eru ekki í talsamskiptum en nota í staðinn tölvur, farsíma eða aðrar aðferðir til að tjáskipta.

Tal myndast þegar við blásum frá okkur lofti úr lungum en við það titra raddböndin og mynda hljóð. Með tungu, góm og vörum ummyndum við þessi hljóð í tal og orð. Styrkur og tónhæð raddar fer eftir loftþrýstingi og hversu strekkt raddböndin eru. Þó svo raddböndin, uppspretta titringshljóðanna, séu fjarlægð við barkakýlisbrottnám er hægt að nota nýja leið fyrir loftið og virkja annað svæði í öndunarveginum fyrir nýjan titring til raddmyndunar. Þá er einnig hægt að mynda titring með sérstöku tæki (electrolarynx) sem borið er við háls eða munn og nota síðan hreyfingar í munnholi til að mynda tal.

Það fer eftir skurðaðgerð hvaða talaðferð kemur til greina. Hjá sumum takmarkast þetta við eina talaðferð meðan aðrir geta haft einhverja valkosti.

Hver talaðferð hefur sína eiginleika, kosti og galla. Markmiðið með nýrri talaðferð er að uppfulla samskipta- og tjáningarþörf þeirra sem misst hafa barkakýlið.

Talmeinafræðingar geta veitt aðstoð og leiðbeint barkakýlislausum um aðferðir til að tala og viðeigandi hjálpartæki til að ná sem bestum árangri. Talið batnar almennt innan hálfs til eins árs eftir barkakýlisbrottnám. Mælt er með raddendurhæfingu og talæfingum í samráði við talmeinafræðing til að ná sem bestri virkni í tali.

Helstu aðferðir til að tala eftir barkakýlisbrottnám eru þrennskonar. Talventlarödd, vélindarödd og rödd með raf-raddgervli (electrolarynx).

## 6.1 Talventlarödd

Með talventlarödd er lofti þrýst frá barka inn í vélinda gegnum ísettan gerviliða og þaðan upp í munn til að mynda hljóð fyrir tal. Þessi gerviliður (voice prosthesis) er lítið rör úr sílikoni, hér eftir nefndur talventill, sem tengir saman barka og vélinda. Hljóðið fyrir tal verður til við titring í neðra koki (mynd 2).

Til að nota talventil er í sérstakri aðgerð stungið lítið gat milli barka og vélinda og talventill, sem er gerviliður úr sílikoni, settur í gatið (TEP, Tracheo esophageal puncture). Talventillinn er með einstefnuloka sem kemur í veg fyrir að slím og vökvi berist milli vélinda og barka (sjá mynd 2). Með þessari aðferð getur sjúklingurinn þrýst frá sér lofti úr lungum þannig að það berist inn í vélindað gegnum rörið og þaðan upp í munnhol og myndað tal. Þessa talventla er hægt að fá í ýmsum gerðum, stærðum og lengdum eftir því sem hentar.

**Talventlarödd með ísettum raddgervilið**
Voice prosthesis

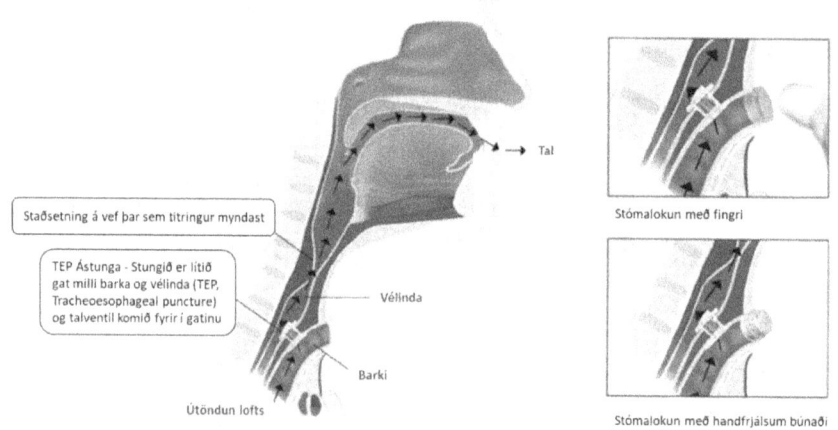

Mynd 2: Talventlarödd

Til að mynda rödd þarf að beina lofti úr lungum inn í vélindað með því að loka tímabundið fyrir stómað (opið framanvert á hálsi). Hægt er loka fyrir stómað bæði með fingri eða með þar til gerðum varma- og rakaskiptasíum (Heat & Moisture Exchange filter) hér eftir nefndar HME rakafilter, sem alltaf er mælt með að barkakýlislausir noti framan á stóma til að verja það (sjá kafla 9). Þessir HME rakafilterar viðhalda hita og rakastigi í lungum sem hjálpa við að endurheimta hluta nefstarfsemi öndunarfæranna sem tapaðist við skurðaðgerð. Sumir barkakýlislausir nota handfrjálsa HME rakafiltera með búnaði sem virkjast við útöndun um leið og er talað (sjá kafla 9).

Við stómalokun er loftinu þrýst gegnum rörið í talventlinum og þaðan inn í vélindað og myndar titring í vélindavegg. Við þennan titring verður til hljóðmyndun sem tunga, gómur og varir geta umbreytt í rödd.

Hægt er að festa HME rakafiltera við stómað á mismunandi vegu. Oftast er notuð til þess gerð stómalímplata með hringlaga opi og límd á húðina framanvert við stómaopið. Einnig er hægt að festa HME rakafilter við stómahnapp eða barkatúpu í stóma.

Það eru framleiddar tvennskonar grunngerðir af talventlum. Annar ventillinn er til sjálfsísetningar, hannaður þannig að sjúklingur (eða einhver honum til aðstoðar) getur sjálfur skipt um ventilinn. Hin ventillinn er svonefndur inniliggjandi talventill (indwelling), hannaður til ísetningar og útskipta af HNE lækni eða sérþjálfuðu heilbrigðisstarfsfólki (háls- og eyrnalækni eða talmeinafræðingi).

Sjúklingar sem nota talventla ná einna bestum árangri í talskilningi á 6-12 mánuðum eftir barkakýlisbrottnám.

## 6.2 Vélindarödd

Í vélindatali myndast titringurinn með lofti sem er ropað út úr vélinda (Mynd 3). Þessi aðferð krefst ekki aukabúnaðar.

Af þeim þremur helstu tegundum nýrrar raddar eftir barkakýlisbrottnáms tekur einna lengstan tíma að læra og tileinka sér þessa tækni. Vélindarödd hefur nokkra kosti, ekki síst frelsi frá því að vera háð ýmsum aukabúnaði og hjálpartækjum.

**Mynd 3: Vélindarödd**

Sérþjálfaðir talmeinafræðingar geta aðstoðað með þessa aðferð. Sjálfshjálparbækur og upplýsingar af interneti koma einnig að gagni.

## 6.3 Rödd með rafrænum raddgervli (electrolarynx)

Til að tala með raf-raddgervli er notaður rafhlöðudrifinn rafmagnsbúnaður (electrolarynx) sem myndar titring þegar honum er þrýst upp við kinn eða undir höku (Mynd 4).

Búnaðurinn gefur frá sér suðandi titring sem nær í háls og munn notandans. Notandinn breytir síðan hljóðinu með því að nota munninn til að mynda talrödd.

Hægt er að breyta titringshljóðunum sem raddgervillinn myndar í hálsi og góm yfir í rödd á tvennan hátt. Sú fyrri felst í að beina mjóu holröri sem fylgir búnaðinum inn í munninn en sú síðari með því að þrýsta raddgervlinum að andliti eða hálsi.

Stundum er svona búnaður í boði fyrir sjúkling meðan hann er enn á sjúkrahúsi eftir barkakýlisbrottnám. Í þeim tilvikum er mælt með að nota fyrri aðferðina með mjóu holstrái í munn, sökum bólgu í hálsi og saumum í hálsi eftir skurðaðgerð. Hægt er að læra aðrar talaðferðir seinna, en eiga áfram raf- raddgervilinn til öryggis.

**Rödd með rafrænum raddgervli - Electrolarynx**

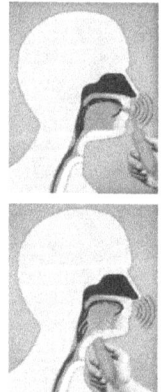
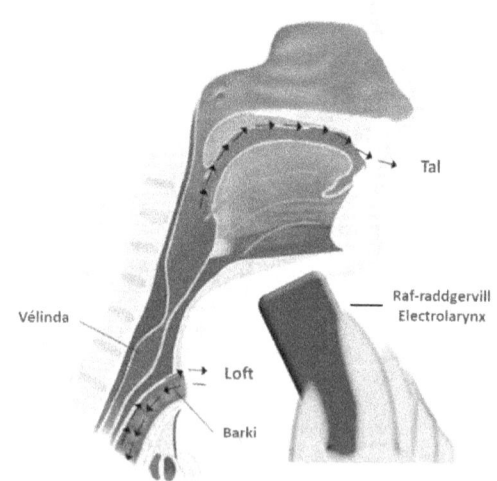

Mynd 4: Rödd með raf- raddgervil

## 6.4 Aðrar aðferðir til samskipta

**Loftknúinn talbúnaður** Tokyo Larynx eða pneumatic artificial larynx er búnaður sem notaður er til að mynda rödd. Þessi aðferð gengur út á að nota útöndun gegnum mjóa slöngu sem búið er að setja í reyr eða holstrá, líkt og í blásturshljóðfæri, sem titrar við þrýsting og gefur frá sér hljóð (Mynd 5). Neðri hluti búnaðar er settur yfir stómað og slöngunni sem fylgir búnaðinum, stungið inn í munninn. Hljóðið myndast þegar blásið er í gegnum slönguna og inn í munninn. Búnaðurinn notar engar rafhlöður og er tiltölulega ódýr.

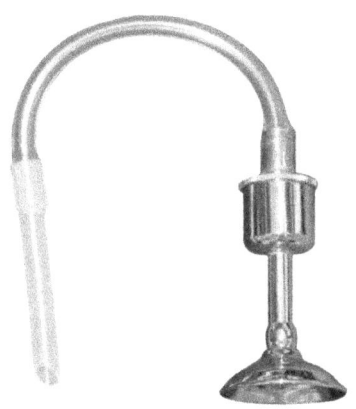 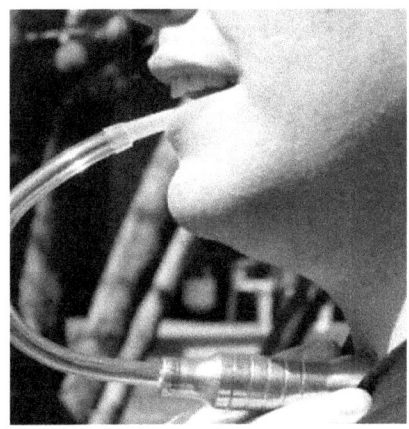

Mynd 5: loftknúinn raddbúnaður

Þeir sem ekki ná að nota neina af ofangreindum aðferðum, geta notað tölvugerða talgervla sem hægt er að hlaða niður sem sérstöku símaappi í snjallsíma eða tölvu. Notandinn skrifar það sem hann/hún vill segja á lyklaborð og tækið endurtekur upphátt það sem slegið hefur verið inn.

**Kviðöndun og tal**

Kviðöndun er það kallað þegar andað er hægt og djúpt ofan í lungun með því að nota þindina fremur en millirifjavöðvana. Í kviðöndun stækkar kviður meir en brjóstkassinn. Með þessari aðferð fæst aukin lungnageta og betri nýting á súrefni og losun koltvísýrings. Þeir sem anda gegnum stóma á hálsi hafa oft grunna öndun og nýta aðeins hluta af eiginlegri lungnagetu. Með því að tileinka sér þindaröndun er hægt að auka þol og einnig bæta raddgæði talventla- og vélindaraddar.

**Að nota raddmagnara**

Eitt af vandamálum sem kunna að koma upp við talventla- eða vélindatal er lágur hljóðstyrkur. Með því að nota magnara með míkrófón og hátalara er hægt að tala með minni fyrirhöfn og láta heyra í sér jafnvel á hávaðasömum stöðum. Það getur einnig létt á og komið í veg fyrir að stómalímplötur losni hjá þeim sem nota talventlarödd, því þeir geta notað minni þrýsting við útöndun gegnum talventilinn til raddmyndunar. Sjá einnig dæmi á eftirfarandi vefsíðu: https://zoweetek.cn/wired-voice-amplifier/

**Að tala í síma**

Að tala í síma getur verið áskorun fyrir barkakýlislausa. Rödd þeirra virkar stundum framandi, fráhrindandi og illskiljanleg fyrir ókunnuga og sumir skella jafnvel á þegar þeir heyra í þeim.

Í byrjun samtals getur verið ágætt að upplýsa gagnaðilann um talerfiðleikana til dæmis með að byrja samtalið með að spyrja, heyrirðu í mér? Með því er hægt að upplýsa og útskýra fyrir gagnaðilanum um talerfiðleikana.

Í sumum farsímum má magna upp röddina sem gæti auðveldað barkakýlislausum að láta heyra í sér og gera sig skiljanlega.

Sums staðar er hægt að nýta alþjóðlegar símaþjónustur gegnum símaver þar sem sérþjálfað starfsfólk aðstoðar þá sem erfitt eiga með að gera sig skiljanlega og getur haft milligöngu um samskipti.

Þá er einnig hægt að nota textaskilaboð í farsíma til samskipta á hávaðasömum stöðum eða öðrum samskiptaörðugleikum. Einnig er hægt að hlaða niður í símaappi með ýmsum þýðingarforritum og nota þau á sama hátt.

# 7 Kafli Slím í öndunarvegi

## Slím og umhirða öndunarvegs

Slímframleiðsla er leið líkamans til að vernda og viðhalda heilbrigði öndunarfæranna. Slímið smyr öndunarveginn og viðheldur raka. Eftir barkakýlisbrottnám þá opnast barkinn við stómað á hálsinum og því ekki lengur hægt að hósta slíminu upp í munn til að kyngja eða spýta frá sér og losa líkamann við það. Það er afar mikilvægt að hósta upp slími og losa líkamann við það, en eftir barkakýlisbrottnám er aðeins hægt að gera það gegnum stómað á hálsinum.

Að hósta slíminu upp og í gegnum stómað er eina leiðin fyrir þann sem er barkakýlislaus til að viðhalda barka og lungum hreinum frá ryki, óhreinindum, lífverum og öðrum aðskotaefnum sem komast inn í öndunarveginn.

Í hvert skipti sem barkakýlislaus finnur hvöt til að hósta eða hnerra þarf hann að vera fljótur að fjarlægja stómahlífina eða HME rakafilterinn og verða fyrri til að fanga slímið sem hóstað er upp svo slímið stífli ekki HME rakafilterinn né óhreinki fatnað. Til þess er hægt að nota þurrku (tissue) eða vasaklút til að bera fyrir stómað til að ná slíminu.

Besta útlit á slími eða slímsamkvæmnin er tær, eða næstum tær og vatnskennd áferð. Slíkri samkvæmni er ekki auðvelt að viðhalda sökum ýmissa breytinga í umhverfi og veðri. Því þarf reglulega að gera fyrirbyggjandi ráðstafanir svo hægt sé að viðhalda heilbrigðri slímframleiðslu og verður vikið nánar að því síðar.

## Það er aukin slímframleiðsla eftir barkakýlisbrottnám

Í eðlilegu líkamsástandi öndum við loftinu inn um nefið áður en það berst ofan í lungun. Í þessum efri hluta öndunarfæranna hitnar loftið að líkamshita, verður rakamettað og hreinsað af lífverum og rykögnum. Eftir barkakýlisbrottnám fer loftið ekki lengur inn um nefið heldur fer það beint inn í barkann gegnum stóma á hálsinum. Mikilvægt er að endurheimta þá virkni sem áður fór fram í efri hluta öndunarfæra.

Þar sem innöndunarloftið fær ekki lengur þann raka og hita sem það fékk áður gegnum nef og munn myndast erting og þurrkur í barka. Viðbrögð líkamans við því er að framleiða meira slím og í þessum tilvikum verður því til nokkurskonar offramleiðsla slíms. Sem betur fer aðlagast líkaminn smám saman þurru lofti, hins vegar verði rakastig of lágt getur barkinn þornað, skurfur myndast sem geta valdið sárum og blæðingum. Verði blæðing umtalsverð eða lagast ekki við aukið rakastig skal leita til læknis. Eins ef magn eða litur slíms er óeðlilegt, þá ætti að hafa samband við lækni.

Með réttu rakastigi er hægt að draga úr offramleiðslu slíms. Minnkuð slímframleiðsla dregur einnig úr líkum á óvæntum hósta, sem getur stíflað stómahlíf. Með því að auka rakastigið á heimilinu í 40-50% (ekki hærra) má draga úr slímframleiðslu líkamans og koma í veg fyrir að stóma og barki þorni og springi og myndi skurfur og blæðingar. Auk þess sem skurfur geta valdið sársauka geta þær einnig orðið sýkingarleiðir.

**Aðferðir til að bæta raka eru:**

- Nota HME rakafilter framan á stóma, helst öllum tíma sólarhrings (HME rakafilter 24/7) það viðheldur hærra rakastigi í barkanum og varðveitir hita í lungum.
- Bleyta stómahlífina til að anda að sér röku lofti (hjá þeim sem eru með stómahlíf). Þó slíkt sé ekki eins áhrifaríkt og HME rakafilter, getur það þó aukið rakastigið með því að væta síuna (foam) eða stómahlífina með venjulegu og hreinu vatni.
- Drekka nægan vökva til að viðhalda rakastigi líkamans
- Væta barkann með 3-5 ml af saltvatni í stómað amk. tvisvar á dag
- Sturtubað með mikilli gufu eða anda að sér vatnsgufu úr katli (úr öruggri fjarlægð) getur einnig dregið úr þurrki
- Nota rakatæki heima fyrir og ná 40-50% raka, nota rakamæli til að fylgjast með rakastigi. Þetta er mikilvægt bæði á sumrin og á veturna.
- Að anda að sér gufu sem myndast við sjóðandi vatn eða heita sturtu.

Það eru ýmsar tegundir rakatækja á boðstólum í raftækjaverslunum, bæði gufu- og uppgufunartæki. Hægt er að nota stafræna rakamæla (hygrometer) til að mæla og eða stjórna rakastigi. Með tíð og tíma aðlagast öndunarvegurinn breyttum aðstæðum og því gæti þörfin fyrir rakatæki minnkað.

**Í köldu veðri þarf að huga að hálsi og öndunarvegi**

Kuldi og mikil lofthæð getur verið til vandræða fyrir barkakýlislausa. Loft í mikilli hæð er þynnra og kaldara og þarafleiðandi þurrara. Í eðlilegu líkamsástandi er loftinu andað inn um nefið þar sem það verður heitt og rakt áður en það fer ofan í lungun. Eftir barkakýlisbrottnám er loftinu ekki lengur andað inn um nefið heldur beint inn í barkann gegnum stómað á hálsinum. Þar sem kalt loft inniheldur minni raka en heitt loft getur það verið ertandi fyrir barkann, þurrkað hann um of og valdið blæðingum.

Einnig getur slímið í öndunarveginum þornað of mikið í köldu lofti og stíflað barkann. Kalt loft getur haft ertandi áhrif á öndunarveginn þannig að mjúkir vöðvar sem umlykja öndunarveginn dragast saman og geta valdið berkjukrampa (bronchospam). Við það dregst öndunarvegurinn saman gerir erfiðara anda lofti inn og út úr lungum og eykur þannig mæði.

Þeir sem anda gegnum stóma á hálsi þurfa að gæta vel að öndunarfærum sínum og fylgja þeim ráðleggingum sem fjallað hefur verið um hér að framan. Að auki má benda á eftirfarandi atriði:

- Að hósta reglulega frá sér slími eða soga það upp með sogvél til að hreinsa öndunarveginn. Forðist að safnist fyrir slím í öndunarfærunum.
- Forðast útsetningu fyrir köldu, þurru eða rykugu lofti
- Forðast ryk, ertandi efni og ofnæmisvalda
- Í köldu loftið er gott ráð að verja og hylja stómað með yfirhöfn (með því að renna upp í háls) eða nota trefil og anda inn í bilið milli yfirhafnar og líkama til að hita innöndunarloftið.
- Koma í veg fyrir að vatn berist í stómað þegar farið er í sturtu

Flestir barkakýlislausir eru með dofa á skurðsvæðum í húð á hálsi, höku og á bak við eyru. Þeir skynja ekki kalt loft á þessum húðsvæðum og geta fengið frostbit eða kal. Það er því mikilvægt að hylja þessi svæði með trefli eða hlýrri flík.

**Að nota sogvél til að losa slím og slímtappa**

Oft er pöntuð sogvél fyrir þann barkakýlislausa fyrir útskrift af sjúkrahúsi til að nota heima. Þessa vél er hægt að nota við að soga út slím ef ekki er hægt að hósta því út og eða til að fjarlægja slímtappa. Slímtappi getur myndast þegar slímið harðnar og verður þykkt og klístrað. Þá getur myndast tappi sem lokar að hluta, eða sjaldnar jafnvel öllum, öndunarveginum.

Slímtappi getur valdið skyndilegri og óútskýrðri mæði. Við þessar aðstæður er hægt að nota sogvél til að fjarlægja slímið. Slíkt tæki ætti því að vera aðgengilegt til að meðhöndla þessháttar neyðarástand. Einnig er hægt að fjarlægja slímtappa með saltvatnslausn í þar til gerðu hylki eða ampúlu (0,9% dauðhreinsað saltvatn í plasthylki) með því að sprauta litlu magni ofan í stómað. Saltvatnið getur losað um slímtappann svo hægt sé að hósat honum út. Takist ekki að fjarlægja slímtappa eftir nokkrar tilraunir getur slíkt ástand orðið neyðartilvik og gæti þurft að hringja í neyðarlínu.

**Að hósta blóði**

Blóð í slími getur orsakast af ýmsum þáttum. Algengast er að það sé út frá grunnri rispu rétt innan við stómað. Rispan getur stafað af áverkum við hreinsun á stóma. Í slíkum tilvikum virðist blóðið almennt skærrautt. Önnur algeng orsök, að barkakýlislaus hóstar blóði, er erting í barka vegna þurrks sem er algengt yfir vetrartímann. Það er ráðlegt að viðhalda viðunandi rakastigi (40-50%) í hýbýlum til að draga úr þurrk í barka. Hægt er að bæta upp þurrk í barka með því að úða varlega dauðhreinsuðu saltvatni í stómað.

Blóðugur hráki getur verið einkenni um lungnabólgu, berkla, lungnakrabbamein eða annarra vandamála í lungum.

Viðvarandi blóðhósta ætti að láta lækni meta. Það gæti verið brýnt ef það tengist öndunarerfiðleikum og/eða verkjum.

**Nefrennsli**

Það sem barkakýlislausir anda ekki lengur gegnum nefið þá þorna nefseyti þeirra ekki, sem það ella gerði sökum hreyfingar lofts um nefið. Þessvegna drýpur seytið, oft tært og rennandi út úr nefinu, sé framleiðsla þess í meira lagi. Þetta er sérlega algengt í röku og köldu lofti eða sem viðbrögð við ertandi lykt. Hafa má þetta í huga til að forðast slíkar aðstæður og koma í veg fyrir aukið nefrennsli.

Til að losa sig við nefseyti er best að snýta sér. Barkakýlislausir sem nota talventla geta mögulega blásið í nefið með því að loka fyrir stóma og beina loftinu í gegnum nefið. Eins hafa sumir barkakýlislausir þróað með sér færni til að snýta sér með því að nota það litla loft sem er í munnholinu. Það er gert með því að halda fyrir nefið með fingrunum og líkja eftir stórum geispa nokkrum sinnum með lokaðan munn og þannig er hægt að þrýsta loftinu úr munnholi í gegnum nefið og þannig snýta sér.

**Endurhæfing öndunarfæra**

Eftir barkakýlisbrottnám fer innöndunarloftið framhjá efri hluta öndunarfæra, gegnum stóma á hálsin og þaðan ofan í lungun. Sá barkakýlislausi er því búinn að missa þann hluta öndunarfæranna sem sía, hita og rakametta loftið sem þeir anda að sér.

Þessi breyting hefur áhrif á þá líkamsstarfsemi sem þarf til að anda og viðhalda eðlilegri lungnastarfsemi. Öndunin verður auðveldari, eiginlega um of fyrir barkakýlislausa, vegna þess að það er auðveldara að draga inn loftið beint gegnum stóma, heldur en að draga það að sér gegnum nef og munn. Sökum þess að auðveldara er að draga loft ofan í lungun þá aukast verulegar líkur á að barkakýlislausir dragi ekki inn nægjanlegt magn af lofti, né tæma lungun eins vel og þeir gerðu þegar líkamsstarfsemin var eðlileg. Það er því ekki óalgengt að barkakýlislausir verði fyrir skertri lungna- og öndunargetu.

Það eru nokkrar leiðir fyrir barkakýlislausa til að viðhalda og auka lungnagetu sinni:

- Með því að nota alltaf HME rakafilter myndast viðeigandi mótstaða við inn- og útöndun. Þetta tryggir að viðkomandi dragi að sér fullnægjandi magn af lofti til fylla lungun og tryggja nægjanlegt súrefni fyrir líkamann.
- Regluleg hreyfing undir leiðsögn og eftirliti læknis. Regluleg hreyfing getur aukið innöndun svo lungun fyllist af lofti og bæti hjartslátt og öndunartíðni viðkomandi
- Nota þindaröndun, djúpöndun ofan í maga. Með þessari öndunaraðferð fæst betri og meiri nýting á súrefni og aukin lungnageta.

# 8  Kafli Stóma og umhirða þess

## Stóma og umhirða þess

Orðið stóma er komið úr grísku og merkir munnur eða op. Stóma á líkama er op sem tengir hluta líkamshols við ytra umhverfið. Í skurðaðgerð við barkakýlisbrottnám er búið til stóma framan á hálsi sjúklings og barkinn, sem áður tengdist munni og nefi, er leiddur gegnum þetta nýja op og tengdur beint við umhverfið til súrefnisöflunar fyrir lungun. Það er því afar mikilvægt að hirða vel um stómað og gæta að heilsusamlegu hreinlæti og sjá til þess að stómað haldist ávallt opið.

## Almenn umönnun

Mikilvægt er að verja stómað öllum stundum til að koma í veg fyrir að óhreinindi, ryk, reykur, örverur o.fl. berist ofan í barka og lungu.

Það eru til ýmsar tegundir af stómahlífum. Einna áhrifaríkastar eru hlífar sem kallaðar eru HME rakafilterar (Heat and Moisture Exchangers - HME). Þessar hlífar tryggja þétta lokun og vörn fyrir stómað. Auk þess að sía burt óhreinindi viðhalda HME rakafilterar nauðsynlegum raka og varma innan öndunarfæranna. Með því að nota HME rakafilter er hægt að viðhalda svipuðu hita- og rakastigi og var fyrir barkakýlisbrottnám auk þess sem notkun tryggir einnig hreinleika lofts við innöndun.

Eftir skurðaðgerð minnkar stóma oft og dregst saman fyrstu vikur eða mánuði. Til að koma í veg fyrir að það lokist alveg er í byrjun þrædd barkatúba inn í stómað og látin vera allan sólarhringinn (tracheostomy-tube). Með tímanum minnkar samdráttur í stóma og þá er dregið úr notkun barkatúbu, til dæmis með því að hafa hana einungis að næturlagi, eða þar til stóma hættir að dragast saman.

## Límplötur - umhirða á stóma

Þegar notaðir eru HME rakafilterar eru þeir oftast festir með þar til gerðum stómalímplötum, einnig nefndar stómahús eða stómaskjöldur. Þetta eru festingar gerðar úr sílikoni sem eru límdar við hörundið framan á stómað með séstöku límí. Húðin kringum stóma getur orðið viðkvæm vegna endurtekinna líminga og fjarlæginga á límplötum. Efnin sem notuð eru til að fjarlægja límplötur og undirbúa nýjar geta líka valdið ertingu á húð. Einnig getur við það eitt að fjarlægja límplötur ert húðina sökum þess að platan er límd við húðina.

Ýmsar einnota grisjur (tissue) sem innihalda sérstaka límhreinsivökva (adhesive remover) eru notaðar til að fjarlægja stómalímplötur. Grisjan með límhreinsiefninu er borin við brún límplötunnar sem auðveldar losun plötunnar frá húðinni. Svæðið er síðan hreinsað varlega með sömu grisju til að fjarlægja allar leifar af eldra límí. Einnig má nota grisju með hreinu vatni í stað límhreinsivökva. Allt stómasvæðið er að lokum hreinsað með spritþurrku til að fjarlægja allar leifar af límhreinsiefninu til að tryggja viðloðun húðarinnar við nýja límplötu.

Eftir það er svæðið þurrkað með spritþurrku, eða þurri þurrku. Gæta þarf þess að velja efni sem ertir ekki húðina og eru ýmsir valkostir í boði hjá framleiðendum, bæði með og án spritts eða alkóhóls.

Áður en ný límplata er sett á stómað er mikilvægt að bera á stómasvæðið fljótandi filmumyndandi húðverndandi efni (Skin Prep™ ofl.). Þessi efni fást í mörgum útgáfum frá ýmsum framleiðendum.

Til viðbótar má nota límþurrku (SkinTac™ ofl.) sem er fljótandi filmumyndandi límefni sem bætt er ofan á húðverndarefnið til að tryggja enn betri límingu.

Ekki er mælt með að stómalímplötur séu hafðar lengur en 48 klst á húð. Sumir hafa þær þó mun lengur og skipta aðeins um ef þær losna eða verða óhreinar. Húðin er mismunandi og fyrir suma er húðin viðkvæmari fyrir því að límplatan sé rifin af húðinni, fremur en efninu í líminu. Sé húðin viðkvæm getur reynst betra að hafa límplötuna aðeins í 24 klukkustundir (sé þess kostur). Sé húðin viðkvæm er ráðlegt að gefa húðinni hvíld í einn dag eða þar til svæðið grær en hylja stómað á meðan með stómahlíf án líms eða með froðuhlíf (foam filter). Það eru einnig til sérstök hydrocolloid lím fyrir viðkvæma húð.

### Barkatúba - umhirða á stóma

Uppsafnað slím og stöðugur núningur barkatúbu við stóma getur ert húðina í kringum stómað. Húðina í kringum stómað ætti að þrífa að minnsta kosti tvisvar á dag til að koma í veg fyrir lykt, ertingu og sýkingu. Ef svæðið virðist rautt, viðkvæmt eða lyktar illa ætti að hreinsa oftar. Ráðlegt er að hafa samband við lækni ef útbrot, óvenjuleg lykt og eða gulgræn útferð eða frárennsli kemur fram í kringum stóma.

### Viðkvæm húð og erting í kringum stóma

Sé húðin kringum stóma viðkvæm og rauð er best að láta hana gróa í friði og nota ekki filmumyndandi efni eða límleysiefni í 1-2 daga. Stundum geta einstaklingar þróað með sér ertingu eða ofnæmi fyrir tilteknum filmumyndandi efnum eða leysiefnum sem notuð eru undirbúning á stómalímplötum fyrir HME rakafiltera. Ráðlegt er að forðast slík og finna önnur sem valda ekki ertingu. Lím með hýdrókollóíð getur reynst ágæt lausn fyrir sjúklinga með viðkvæma húð.

Séu augljós merki um sýkingu eins og opin sár og roða gæti þurft að nota staðbundin sýklalyf. Það er gagnlegt að leita ráða hjá lækni, sérstaklega ef meinið grær ekki. Læknir getur sent sýni í bakteríuræktun og ákvarðað sýklalyfjameðferð í kjölfarið.

**Að vernda stóma fyrir vatni þegar farið er í sturtu**

Það er mikilvægt að vatn berist ekki í stóma þegar farið er í sturtu. Lítið magn af vatni ofan í barkann veldur yfirleitt engum skaða og hægt að hósta hratt út. Hins vegar er mikið magn af vatni hættulegt.

Aðferðir til að koma í veg fyrir að vatn berist inn í stóma í sturtu eru:

- Hylja stómað með lófa og anda ekki að sér lofti þegar vatni er beint nálægt stóma.
- Nota barnasmekk og snúa plasthliðinni út.
- Nota sérstakan búnað eða hlífar sem hylja stómað.
- Það getur verið nóg að vera með HME rakafilter í sturtu og gæta þess að vatni sé beint frá stómanu. Ágætt er að gera hlé á innöndun í nokkrar sekúndur meðan þvegið er svæðið nálægt stóma. Sumir fara í sturtu í lok dags áður en þeir fjarlægja HME rakafilter og stómaplötu og nota HME rakafilterinn sem vatnsvörn. Ef viðkomandi notar HME filter er ágætt ráð að fara í sturtu í lok dags og getur komið í veg fyrir ótímabær umbúðaskipti, því bleyta og raki losa oft um límið.
- Þegar hár er þvegið er ágætt ráð að beygja sig svo hakan sé neðar en stómað.

**Vatn og lungnabólga**

Barkakýlislausir eiga á hættu að anda eða soga að sér vatn sem innihéldur bakteríur og geta fengið lungnabólgu vegna ásvelgingu aðskotaefna niður í berkjur og lungu, s.s. vatn eða fæðu. Sem dæmi inniheldur venjulegt kranavatn ýmsar bakteríur. Fjöldi bakería er breytilegur eftir hreinleika vatns, ástand lagna og hreinsunarvirkni vatnshreinsistöðva og uppruna þess vatns sem notað er (t.d. brunni, stöðuvatni o.s.frv.). Sundlaugarvatn inniheldur klóríð sem dregur úr bakteríum og óhreinindum, en sótthreinsar aldrei vatnið. Þá inniheldur sjór fjölmargar bakteríur og er eðli þeirra og styrkur mismunandi. Ef óhreint vatn kemst ofan í lungun getur það einnig valdið lungnabólgu.

Þróun ásvelgingslungnabólgu fer eftir því hversu miklu vatni er andað að sér og hversu miklu er hóstað út en einnig getur ónæmiskerfi viðkomandi einstaklings spilað þátt.

**Að koma í veg fyrir ýmis efni sogist inn í stómað**

Ein helsta orsök neyðartilvika í tengslum við öndun barkakýlislausra er ef þunnar pappírsþurrkur eða hreinsunar grisjur sogast inn um stómað og ofan í barka þeirra. Þetta getur verið mjög hættulegt og valdið köfnun. Algengt er að slíkt gerist ef notaðar eru mjög þunnar pappírs þurrkur við að hreinsa slím úr stóma eftir hósta. Ástæðan er sú að í kjölfar hósta kemur mjög djúp innöndun af lofti sem getur auðveldlega sogið pappírinn aftur inn í barkann. Til að koma í veg fyrir slíkt þarf að nota klút, handklæði eða sterka pappírs þurrku (tissue) sem ekki rifnar auðveldlega, jafnvel þó sé rök eða blaut. Forðast skal að nota mjög þunnar þurrkur.

Önnur leið til að koma í veg fyrir að soga óvart pappírsþurrku inn í barkann er að halda niðri í sér andanum þar til viðkomandi hefur lokið að þurrka burt slímið og fjarlægja þurrkuna frá stómasvæðinu.

Til að koma í veg fyrir að soga að sér ýmsum aðskotaefnum og skordýrum ætti að hylja stómað öllum stundum með stómahlíf, HME rakafilter, froðuhlíf, foam-filter, eða tilfallandi klútum eða hlífum.

Þegar farið er í sturtu má koma í veg fyrir að vatn sogist inn í stóma með því að nota sérstakar sturtuhlífar til að hylja stómað og fást í ýmsum gerðum. Einnig má nota HME rakafilter eða síu fyrir stómaopinu meðan farið er í sturtu og forðast innöndun rétt á meðan vatni er beint að stómasvæðinu.

Ef á að fara í heitan pott eða baðkar þarf að gæta þess að vatnsborðið nái ekki upp að stóma. Svæði fyrir ofan stóma má síðan hreinsa með þvottaklút og sápu. Gæta þarf þess að sápuvatn berist ekki inn í stómað.

# 9   Kafli HME rakafilter - stómahlífar

**HME Rakafilter**

HME Rakafilter er sérstök varma- og rakaskiptasía (Heat & Moisture Exchange filter) sem mælt er með að nota alltaf sem stómahlíf framan á stóma, sé þess kostur. Allir HME rakafilterar eru einnota og á að fjarlægja og skipta um eftir 24 klukkustunda notkun, einnig ef þeir óhreinkast eða stíflast af einhverjum orsökum.

Önnur algeng heiti yfir HME rakafilter er; kassettur, fílter, rakaskiptasíur, rakasíur, stómahlíf, venjulegur filter, handfrjáls filter, ventill, ytri ventill.

Til að forðast allan misskilning þá er HME rakafilter ekki sama og talventill, heldur eru þetta sérhannaðar stómahlífar sem mynda þétta vörn í kringum og framan við stómað. Auk þess að sía ryk og aðrar stórar agnir í loftinu varðveita þessar síur hluta af raka og hita öndunarfæranna og auka viðnám inn- og útöndunar. HME stómahlífar eru hannaðar til að við innöndun viðhaldi líkaminn fullnægjandi raka- og hitastigi lofts og hreinleika þess og auki lungnaviðnám og lungnagetu sem næst svipuðu og fyrir barkakýlisbrottnám.

**HME rakafilter – eiginleikar og kostir**

Það er mjög mikilvægt að barkakýlislausir noti HME rakafiltera. Þessar stómahlífar eru fáanlegar undir ýmsum vörumerkjum þar á meðal Atos Medical og InHealth Technologies, sem eru tveir helstu framleiðendur vörunnar. Á Íslandi er hægt að fá þessar vörur hjá sérhæfðum lyfjaverslunum (Mynd 6).

HME rakafilterinn stöðvar hlýtt og rakt loft líkamans við útöndun og hindrar að raki og hiti sleppi út úr líkamanum. Þannig er hita- og raka öndunarfæranna viðhaldið í líkamanum. Væri ekki þessi sía myndi bæði raki og hiti eiga greiða leið út um opin öndunarfærin gegnum stómað. Þessir HME rakafilterar eru gjarnan gegndreyptir með klórhexidíni (bakteríudrepandi efni), natríumklóríði (NaCl), virkum kolum sem draga í sig rokgjarnar gufur og kalsíum klóríðsöltum sem fanga raka.

Algengast er að nota HME rakafiltera með viðeigandi stómalímplötum sem festar eru á húðina í kringum stómað. Einnig er hægt að festa HME rakafiltera framan á barkatúpu í stóma eftir barkaraufun eða barkakýlisbrottnám (Barton Mayo Button™ Lary Button™).

HME rakafilterar líta út eins og einnota hnappar eða kassettur sem passa ofan í þar til gerðar stómalímplötur. Í HME rakafiltera er notað sérstakt frauð (foam) til að sía loft sem er meðhöndlað með sérstökum efnum sem hafa örverueyðandi eiginleika og hjálpa við að halda raka í lungunum. HME rakafilter er einnota og á að skipta um daglega. HME rakafilter á hvorki að hreinsa né endurnýta því efnin missa virkni með tímanum og sama gildir séu þær skolaðar með vatni eða öðrum hreinsiefnum.

Fleiri kostir eru við að nota HME rakafilter því við notkun eykst raki í lungum sem leiðir í kjölfarið til minni slímmyndunar, stuðlar að þykkara seyti í öndunarvegi, minnkar hættu á slímtappa og stuðlar að eðlilegra viðnámi innöndunarlofts um öndunarveg í því skyni að viðhalda fyrri eðlilegri lungnagetu.

Hægt er að fá HME rakaskiptasíur með rafstöðueiginleika (electrostatic) sem eiga að lágmarka inn- og útöndun örsmárra baktería, veira, ryks og frjókorna ætlað þeim sem þjást af frjókornaofnæmi. Með því má draga úr veiru- og bakteríusýkingu og einnig því að smita aðra, í fjölmenni eða á lokuðum stöðum. Að auki eru framleiddar sérstakar rakasíur til að verjast mögulegum öndunarfærasjúkdómum (Provox Micron™, Atos Medical).

Mikilvægt er að gera sér grein fyrir því að einfaldar stómahlífar, svo sem hálsklútar, frauðhlífar og þessháttar veita ekki sömu vörn fyrir barkakýlislausa og HME rakafilterar eða rakaskiptasíur gera, né veita sambærilegan ávinning.

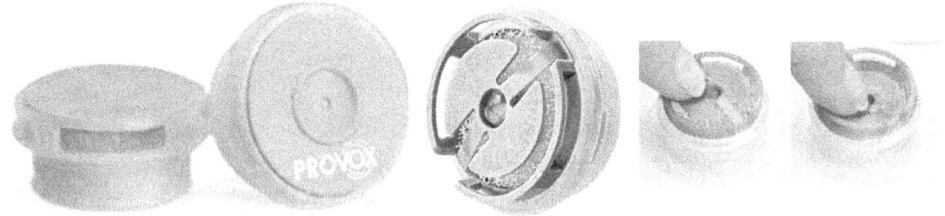

Mynd 6. HME Rakafilterar frá Atos (Provox) og Blom Singer (InHealth)

## Aukin lungnagetu með HME rakafilter

Í skurðaðgerð við barkakýlisbrottnám er nýr loftvegur gerður framhjá efri hluta öndunarfæranna gegnum stóma framan á háls sjúklings. Hlutverk efri öndunarfæra er að sía og hreinsa loft ásamt að viðhalda hita- og rakastigi. Ef loft fer ekki lengur gegnum nef og munn er búið að stytta vegalengdina til muna sem tekur loftið að berast þaðan og ofan í lungun. Þar með er búið að fjarlægja viðeigandi loftmótstöðu og áreynsla sem þarf til eðlilegrar innöndunar. Þetta þýðir að barkakýlislausir nota ekki eins mikla áreynslu við innöndunar og áður þar sem ekki þarf að draga loftið gegnum efri hluta loftvegs frá nefi, nefgang og háls. Lungun fá því ekki lengur sama loftmagn og áður nema viðkomandi vinni í því að viðhalda fyrri lungnagetu sinni með hreyfingu, eða öðrum aðferðum. HME rakafilterar auka viðnám innöndunarlofts og áreynslu við innöndunarátak og stuðla þannig að fyrri lungnagetu.

**Að festa stómalímplötu á stóma**

Til að stómalímplata endist sem lengst þarf að líma hana rétt á sinn stað, fjarlægja allt gamalt lím af húðinni, þrífa svæðið í kringum stómað og setja ný lög af húðvarnafilmu og límí. Vandlegur undirbúningur er mjög mikilvægur (Mynd 7).

Hjá sumum gerir lögun hálsins í kringum stóma erfiðara að koma límplötunni fyrir. Það eru nokkrar tegundir á markaði af stómalímplötum. Talmeinafræðingur getur aðstoðað við að velja það sem hentar best og það getur þurft að prófa sig áfram. Eftir skurðaðgerð tekur stóma breytingum því bólgan hjaðnar og getur heppileg gerð og stærð plötu breyst.

Hér eru leiðbeiningar um hvernig setja eigi límplötu á stóma ef viðkomandi notar HME rakafilter. Mikilvægt er að gefa sér nægan tíma og leyfa límefnum og fljótandi filmumyndandi húðverndandi efnum (Skin Prep™ ofl.) að þorna, milli þess sem næsta yfirborðslagi er bætt við áður en límplatan er fest endanlega á húðina.

Þetta tekur tíma og ráðlegt að fylgja eftirfarandi leiðbeiningum skref fyrir skref:

1. Hreinsið gamla límið með sérstakri þurrku ætluð til að fjarlægja lím (Adhesive remover™ eða sambærileg).
2. Strjúkið með sprittþurrku burt efnið sem notað var til að fjarlægja límið. Sé það ekki gert verður minni viðloðun með nýju límí.
3. Strjúkið húðina með blautri þurrku eða handklæði til dæmis með vatni.
4. Hreinsið húðina með blautri þurrku með sápu eða vatni.
5. Þvoið sápuna í burtu með blautri þurrku eða handklæði og þerrið vandlega, en varlega, svo ekki sé verið að erta viðkvæma húðina.
6. Berið húðverndandi filmu á húðina og látið þorna í 2-3 mínútur (Skin Prep™ Shield Skin™ eða sambærilegt).
7. Eftir að húðverndandi filman er þornuð á húðinni má til viðbótar nota sílikon-húðlímsþurrkur (t.d. Skin-Tac™) til að fá auka viðloðun. Þetta límefni er borið ofan á húðverndandi filmuna og látið þorna í 3-4 mínútur. (Þetta er sérstaklega árangursríkt fyrir þá sem nota handfrjálsan búnað með HME rakafilter)
8. Límið loks stómalímplötuna á réttan stað fyrir góða festingu og loftflæði.
9. Sé notaður handfrjáls búnaður með HME rakafilter er ráðlegt að bíða í 5-30 mínútur með að tala, til að leyfa líminu að festast betur.
10. Festið HME rakafilterinn í stóma- límplötuna og skiptið um skv. leiðbeiningum.

Sumir mæla með því að hita stómalímplötuna áður en hún sett upp með því að nudda plötuna með höndunum eða stinga undir handarkrika í nokkrar mínútur, eða blása heitu lofti á hana með hárþurrku. Gætið þess að límið verði ekki of heitt. Sé notað hydrocolloid lím er ágætt að hita það, þar sem hitinn virkjar límið.

Myndband sem Steve Staton gerði sýnir staðsetningu stóma- eða límplötu á hálsi.

http://www.youtube.com/watch?v=5Wo1z5_n1j8

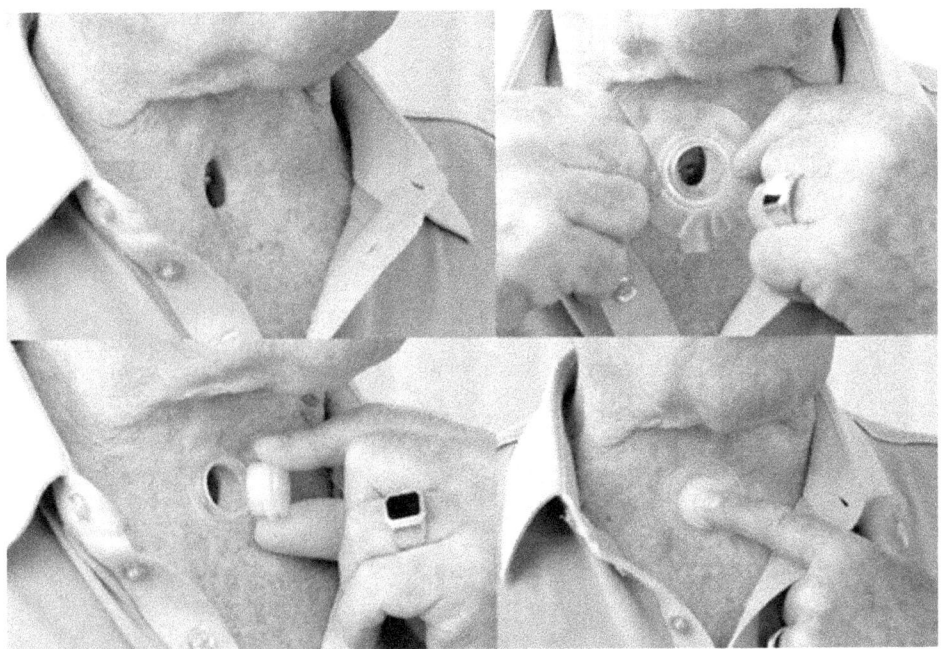

Mynd 7: Staðsetning rakaskiptasíu og stómaplötu á stóma

## Handfrjáls HME rakafilter

Handfrjáls HME rakafilter gerir kleift að tala án þess að þurfi að ýta handvirkt á HME rakafilterinn við stómalokun þegar lofti er beint upp í munnholið. Þessi búnaður losar þannig höndina sem auðveldar ýmsa starfs- og tómstundamöguleika. Hafa ber í huga þegar handfrjáls HME rakafilter er notaður að þrýstingur myndast á stómalímplötuna þegar lofti er stýrt upp í munnhol sem getur rofið líminguna á plötunni, sem þá losnar frá húðinni. Þess vegna er ráðlegt að draga eins og kostur er úr útöndunarþrýstingi meðan talað er, tala hægar og mjúklega (næstum hvíslandi) og taka pásur og anda eftir 5-7 orð. Þannig má stuðla að því að límið á stómaplötunni rofni síður. Réttur þrýstingur næst með æfingunni. Þá má einnig styðja við handfrjálsa HME búnaðinn með fingri, ef þarf að hækka róminn eða auka áherslu, til að létta á þrýsting á stómaplötunni. Mikilvægt er að fjarlægja HME búnaðinn áður en hóstað er, ella verður þrýstingur það mikill að límið rofnar á stómaplötunni eða handfrjálsi HME rakafilterinn losnar úr festingu hennar.

Handfrjáls HME rakafilter er búnaður með einnota síum. Skipta þarf reglulega um síur á sólarhrings fresti og fyrr verði þær óhreinar eða slímugar. Búnaðinn sjálfan má hinsvegar nota í langan tíma með réttri notkun og hreinsun (sex mánuði til nokkurra ára). Handfrjáls HME búnaður krefst í fyrstu aðlögunar og æfinga til samræmis við öndun- og talhæfni hins barkakýlislausa. Ítarlegar leiðbeiningar um notkun og umhirðu búnaðar fylgir frá framleiðendum þeirra.

Tæknin með handfrjálsum búnaði er að læra á þrýsting og hvernig megi tala án þess að rjúfa festingu stómalímplötunnar sem límd er á húðina við stómað. Með því að nota þindaröndun er hægt að anda út meira lofti og draga þannig úr áreynslu við mótun tals og auka fjölda orða sem hægt er að mynda með hverjum andardrætti. Þessi aðferð kemur í veg að loftþrýstingur safnist fyrir í barkanum og rjúfi festingu stómalímplötunnar. Það getur tekið tíma og þolinmæði að læra að tala á þennan hátt og leiðbeining frá hæfum talmeinfræðingi, eða öðrum notanda, gæti verið gagnleg.

Það eru sérstakar stómalímplötur hannaðar fyrir handfrjálsan búnað. Þegar þær eru límdar framan á stómað er mikilvægt að fylgja sömu skrefum og lýst er í kaflanum hér að framan hvernig festa skuli stómalímplötu á stómað. Í stuttu máli; fjarlægið eldra lím með viðeigandi þurrku, notið spritþurrku til að fjarlægja efnisleifar, vatn og sápu, setjið húðverndandi filmu og að lokum lím (Skin Tac™ ofl.). Þessar leiðbeiningar geta aukið tíma og endingu stómalímplötunnar við húð og dregið úr líkum á að límið rofni.

Innöndun lofts getur verið aðeins erfiðari með handfrjálsum HME búnaði samanborið við venjulegan HME rakafilter. Í flestum gerðum er hægt er að stilla búnaðinn fyrir mismikið loftinntak, sem dæmi búnaður frá Atos FreeHands™ og InHealth HandsFree™.

Þrátt fyrir ýmsar áskoranir við að halda festingu límplötunnar á húð meta margir barkakýlislausir mikils eiginleikann að tala á sem eðlilegastan hátt og frelsið til að nota báðar hendur meðan talað er. Sumir benda á lengri endingu stómalímplötu sé samhliða notaður raddmagnari, því það krefst minni áreynslu og minni loftþrýstings.

### Notkun HME rakafilters yfir nótt

Sumir HME rakafilterar er gerðir fyrir notkun allan sólarhringinn 24/7. Ef líming sjálfrar stómalímplötunnar losnar ekki má nota hana áfram með HME rakafilter yfir nótt. Ef líming stóma límplötunnar endist ekki má einnig nota sérstaka límlausa stómaplötu fyrir nóttina (Atos Xtra baseplate™) sem má klippa niður með því að fjarlægja ytri mjúka hlutann og skilja eftir innri og stífari hlutann. Þessi tiltekna stómaplata hefur viðloðun og getur verið sett framan á stóma án líms, jafnvel gert viðkomandi kleift að tala með HME rakafilter. Þá má líka nota HME rakafilter framan á barkatúbu til að sofa með.

### Að hylja stómahlífina

Eftir barkakýlisbrottnám andar viðkomandi gegnum stóma framan á hálsi. Flestir setja HME rakafilter eða aðra stómahlífar (foam filter- frauðsíu) framan á og yfir sjálft stómað til að sía innöndunarloftið og viðhalda hita og raka í efri öndunarvegi. Stóma framan á hálsi er áberandi og sá sem er barkakýlislaus stendur frammi fyrir að velja að dylja ásýnd sína með klút, flík eða sambærilegu eða einfaldlega láta stómað sjást.

### Kostir og gallar við að dylja ekki stómað

Öndun gæti verið auðveldari án viðbótarflíkur eða klúta (hlífar) sem geta haft áhrif á loftflæði. Sé ekki notaður hálsklútur eða sambærilegt er auðveldara að komast að stómanu í þeim tilgangi að þrífa og hirða um það auk þess sem auðvelt er að fjarlægja HME rakafilter eða viðkomandi stómahlíf, ef þarf að hósta eða hnerra. Hvötin til að hósta eða hnerra er oft mjög skyndileg og sé HME rakafilterinn ekki fjarlægður í tæka tíð getur hann auðveldlega stíflast af slími.

Að dylja ekki stómað gefur öðrum auga leið á skýringu á veikri og rámri rödd þess barkakýlislausa og getur þannig verið hvati fyrir aðra til að hlusta betur. Í neyðartilvikum getur það auðveldað heilbrigðisstarfsfólki að átta sig á líffærafræði hins barkakýlislausa. Sé þetta líkamsástand ekki greint strax er hætta á að gefið sé loft eða súrefni gegnum munn eða nef sem á alls ekki að gera, heldur á að gefa það gegnum stómað á hálsinum.

Barkakýlisbrottnám er oft vísbending um að viðkomandi hafi fengið krabbamein. Að hafa stómasvæðið sýnilegt er minnisvarði sjúkrasögu viðkomandi og þá staðreynd að viðkomandi er eftirlifandi krabbameins og heldur áfram sínu lífi þrátt fyrir augljósa fötlun. Þó fjölmargir hafi lifað af krabbamein þá bera flestir það ekki með sér í ytra útliti.

Þeir sem kjósa að dylja eða hylja stómasvæðið sitt með stómahlífum eða flíkum gera það oft til að trufla ekki aðra með ásýnd sinni og útliti. Þeir vilja heldur ekki afhjúpa eitthvað sem gæti virkað stuðandi eða afskræmandi. Þeir kjósa að vera lítt áberandi og ásýnd þeirra eins eðlileg og mögulegt er. Það er algengara meðal kvenna að dylja stómasvæðið sem kann að tengjast umhyggju fyrir líkamlegu útliti. Sumum finnst það að vera barkakýlislaus sé aðeins lítill hluti af því sem þeir séu sem manneskja og vilja ekki leggja áherslu á það sérstaklega.

Það eru því kostir og afleiðingar við hverja nálgun og endanlegt val er auðvitað undir hverjum einstaklingi komið.

# 10 Kafli    Talventlar - notkun og umhirða

### Talventlar - Notkun og umhirða

Talventill er lítið rör (gerviliður) staðsett milli vélinda og barka og gerir einstaklingum kleift að tala með því að þrýsta lofti úr lungum inn í barka og þaðan gegnum munninn. Talventill er settur í sjúkling með ástungu gegnum vélindavegg, í aðgerð sem nefnd er „tracheoesophageal puncture" (TEP) og tengir saman barka og vélinda. Þegar talventill er notaður myndast loftflæði og titringur í neðra koki sem gerir kleift að móta tal í munnholi.

### Tegundir talventla

Það eru tvenns konar talventlar á markaði. Annarsvegar inniliggjandi talventlar sem HNE læknir eða talmeinafræðingur skiptir um í sjúkling og hinsvegar sjálfsísettur talventill, sem viðkomandi sjúklingur skiptir um í sér sjálfur (Sjá mynd 8).

Talventlar eru framleiddir í ýmsum stærðum og lengdum. Algengustu lengdir eru 6 - 12 mm og algengasta þvermál er þrennskonar, 18,5 french, 20 french og 22,5 french. Það fer eftir þykkt á vélindavegg sjúklings hvaða lengd sé heppilegust og vídd ástungunnar ræður þvermáli. HNE læknir eða talmeinfræðingur geta mælt og fundið út hvaða lengd af talventli henti viðkomandi best. HNE læknir metur hvaða vídd ástungu er heppilegust. Einfalt áhald til að mæla þykkt á vélindavegg og rétta lengd á talventli, fæst hjá framleiðenda talventlanna.

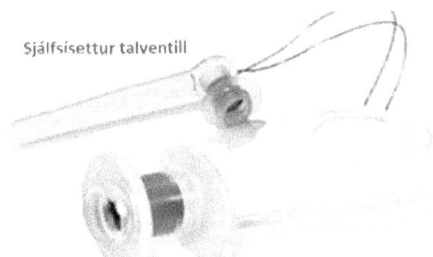 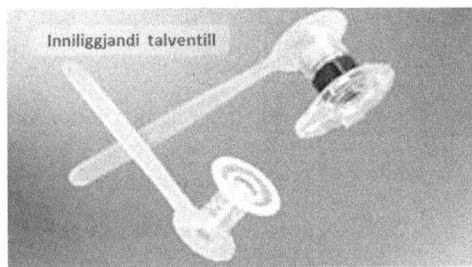

Mynd 8: Talventlar frá Atos (Provox) og Blom Singer (Inhealth)

**Inniliggjandi talventlar** endast yfirleitt lengur en sjálfsísettir talventlar. Hins vegar leka allir talventlar eftir ákveðinn tíma, aðallega vegna þess að ger og aðrar örverur vaxa inn í sílikonið sem ventlarnir eru gerður úr, sem leiðir til ófullkominnar og óþéttrar lokunar á ventilloka (lítill flipi inni í talventilrörinu). Ef lokinn nær ekki þéttri lokun getur vökvi lekið gegnum talventilinn.

Talventlar geta dugað í margar vikur og mánuði. Hins vegar telja sumir sérfræðingar að skipta ætti um talventil eftir sex mánuði því þó svo hann sé ekki byrjaður að leka gæti hann, ef óhreyfður í lengri tíma, leitt til útvíkkunar á stungunni (gatið í vélindaveggnum sem talventillinn settur í).

**Sjálfsísettir talventlar** veita meira sjálfstæði þar sem ekki þarf að leita til annarra með skipti og ísetningu þeirra. Hægt er að skipta um talventil með reglulegu millibili (eins til tveggja vikna fresti). Sumir skipta ekki um talventil fyrr en byrjar að leka. Þessa talventla er hægt að þrífa og endurnýta nokkrum sinnum.

Það eru nokkrir þættir sem þarf að hafa í huga við að ákvarða getu barkýlislausra til að nota sjálfsísettan talventil.

- Staðsetning ástungunnar (gegnum vélindavegginn) þarf að vera aðgengileg, þessi staðsetning gæti færst til með tímanum og orðið óaðgengilegri.
- Notandinn þarf að hafa nægilega góða sjón og vera handlagin og fær um að fylgja öllum fyrirmælum varðandi ventlaskiptin.

Tvö eftirfarandi myndbönd eftir Steve Staton sýna hvernig skipta á um sjálfsísettan talventil: http://www.youtube.com/watch?v=nF7cs4Q29WA&feature=channel_page

Og http://www.youtube.com/watch?v=UkeOQf_ZpUg&feature= relmfu

**Helsti munur á sjálfsísettum talventli og inniliggjandi talventli**

Helsti munur á sjálfsísettum talventli og inniliggjandi talventli er stærðin á flansi (brún/kantur/kragi) ventlanna. Það eru stærri flansar á inniliggjandi talventlum sem koma frekar í veg fyrir að þeir losni fyrir slysni. Annar munur er að með sjálfsísettum talventli er ekki ætlast til að fjarlægja þar til gerða innsetningaról sem notuð til að festa talventilinn. Það er almennt lítill eða enginn munur á raddgæðum milli þessara talventla.

Inniliggjandi talventlar þurfa ekki eins tíð skipti og sjálfsísettir talventlar

**Hvað á að gera ef talventill losnar**

Ef talventilinn sjálfur hefur losnað eða verið fjarlægður fyrir slysni, geta þeir sem nota sjálfsísetta talventla skipt um þá sjálfir. Að öðrum kosti er hægt að setja hollegg (t.d. foley catheter/þvagleggur úr gúmmí) inn í ástunguna (TEP-gatið) og loka þannig tímabundið í nokkrar klukkustundir, til að koma í veg fyrir leka. Með því að setja hollegg eða nýjan talventil má koma í veg fyrir að gera þurfi nýja ástungu. Það er æskilegt að einstaklingar sem nota talventla eigi hollegg fyrir neyðartilvik.

### Hvað á að gera ef talventill lekur

Ef talventill lekur gegnum rörið fyrir miðju er hægt að meðhöndla lekann tímabundið með því að setja viðeigandi tappa í rörið (mismunandi eftir gerð og þvermáli talventils) þar til hægt er að skipta um sjálfan talventilinn. Hægt er að fá þessa tappa frá framleiðendum talventlanna. Það er æskilegt að eiga viðeigandi tappa fyrir neyðartilvik.

### Orsakir leka í talventlum

Það eru tvær gerðir af leka - leki **gegnum** talventil og leki í **kringum** talventil.

**Leki gegnum talventil** er aðallega vegna þess að lokinn í ventlinum nær ekki þéttri lokun. Þetta getur stafað af eftirfarandi atriðum; gersveppir hafa fest sig á lokann; flipinn á ventlinum gæti hafa festst í opinni stöðu; matarbiti, slím eða hár (hjá þeim sem eru með húðígræðslu) situr fast á lokanum; eða talventillinn rekst í aftari vélindavegg. Óhjákvæmilega bila allir talventlar á endanum og leka í gegn hvort sem það er vegna gersveppamyndunar (Candida) eða einfaldlega bilunar í ventlinum.

Sé leki viðarandi gegnum talventilinn frá því hann er settur í sjúkling, stafar vandamálið almennt vegna þess að lokinn inni í ventlinum (silicon flipi) helst áfram opinn vegna undirþrýstings sem myndast við kyngingu. Þetta er hægt að meðhöndla með því að skipta um og nota aðra gerð af talventli með meira viðnám. Hinsvegar gæti viðkomandi þurft meiri fyrirhöfn að nota slíkan talventil þar sem nota þarf meiri loftþrýsting þegar talað er. Það er engu að síður mikilvægt að komið sé í veg fyrir langvarandi leka ofan í lungu.

**Leki í kringum talventil** er sjaldgæfari og er aðallega vegna víkkunar á ástungu eða gatinu milli vélinda og barka (TFP) eða ef líkamsvefurinn hefur ekki næga þéttingu umhverfis talventilinn og nær ekki að grípa utan um hann. Slík tilvik hafa verið tengd styttri líftíma talventla. Þetta ástand getur myndast ef ástungan sem talventillinn situr í víkkar út. Við ísetningu talventils á sér stað einhver útvíkkun á stungunni en ef vefurinn er heilbrigður og teygjanlegur ætti hann að dragast aftur saman eftir stuttan tíma. Vangeta vefs til að dragast saman getur tengst bakflæði í meltingarvegi, lélegri næringu, óhóflegri áfengisnotkun, vanvirkum skjaldkirtli, óviðeigandi staðsetningu ástungu, ofholdgun, ranglega ísettum talventli, áverka á ástungusvæði, geislunar dreps og eða endurkomu eða viðvarandi staðbundins eða fjarlægu krabbameini.

Leki í kringum talventil getur einnig átt sér stað sé talventillinn of langur. Í þeim tilvikum færist talventillinn sífellt fram og til baka í rás ástungunnar (stimplast) og víkkar þannig út rásina (víddina). Mæla þarf þykktina á vélindavegg og velja talventil í réttri lengd. Í slíkum tilvikum ætti leki að lagast innan 48 klukkustunda. Ef vefurinn kringum talventilinn grær ekki né dregst saman í kringum talventilsrörið innan þess tíma er þörf á læknisfræðilegu mati til að ákvarða orsök vandans.

Önnur orsök leka í kringum talventil er sökum þrenginga (stricture) í vélinda. Þrenging í vélinda þvingar til erfiðari kyngingar þar sem beita þarf meiri kraft og þrýsting til að fæða eða vökvi komist gegnum þrenginguna og ofan í maga. Of mikill þrýstingur við kyngingu getur þrýst mat og vökva út í barka í kringum og meðfram talventil.

Bakflæði er ein algengasta orsök leka. Meðferð við bakflæði getur hjálpað til að vélindavefur nái að gróa.

Ýmsar aðferðir hafa verið notaðar til að meðhöndla viðvarandi leka í kringum talventil svo sem

- Talventli er skipt út fyrir annan talventil með minna þvermáli til að örva sjálfkrafa samdrátt vefs í TEP
- Skipt út fyrir talventil með stærri vélinda- eða barkaflans
- Saumaður töskustrengjasaumur utan um ástunguna (purse-string suture)
- Inndæling kollagens eða míkronized AlloDerm® (LifeCell, Branchburg, NJ 08876)
- Vefbrennsla (cauterize) með silfurnítrati eða rafbrennsla (electrocautery)
- Fituígræðsla (autologous fat transplantation)
- Skipt út og settur talventil með stærra þvermáli til að stöðva lekann.

Almennt er ekki mælt með því að auka þvermál talventils. Talventlar með stærra þvermál eru gjarnan þyngri í notkun fyrir notandann en talventlar með minna þvermáli og skaddaður eða veiklaður vefur oft ekki fær um að styðja við stærri ventla, sem gerir vandamálið enn verra. Sumir telja að notkun talventla með stærra þvermál dragi úr talþrýstingi (stærra þvermál leyfi betra loftflæði) og auðveldi vefnum að gróa meðan undirliggjandi orsök (oftast bakflæði) er meðhöndluð. Aðrir benda á hið gagnstæða að stærra þvermál þyngi notkun sérstaklega fyrir þá sem nota HME handfrjálsan búnað.

Talventill með stærri flans þ.e. með stærri kant, brún eða vör aftast eða fremst á talventilsrörinu, getur verið gagnleg lausn til að stöðva leka kringum talventil. Flansinn virkar sem aukin þétting við vélinda og eða barkavegg og kemur þannig enn frekar í veg fyrir leka. Slíkar gerðir talventla eiga að vera til hjá framleiðendum talventlanna.

**Báðar tegundir leka** hvort heldur í kringum eða gegnum talventla geta valdið miklum og erfiðum hósta sem geta orsakað kviðslit í nára eða rof á kviðvegg. Þá getur vökvi sem lekur ofan í lungu valdið ásvelgingslungnabólgu. Alla jafna er vel sýnilegt berum augum ef talventill lekur. Hægt er að sjá lekann með því að láta viðkomandi drekka litaðan vökva (t.d. mjólk). Ef leki lagast ekki þó talventill sé burstaður og skolaður, skal skipta um talventil eins fljótt og auðið er.

Ómeðhöndlað maga- og vélindabakflæði getur einnig verið orsök á styttri líftíma talventla. Algengt er að barkakýlislausir séu á lyfjum vegna maga- og vélindabakflæði til að koma í veg fyrir leka í talventli.

Eftir því sem frá líður upphaflegri skurðaðgerð hafa talventlar yfirleitt tilhneigingu til að endast lengur áður en þeir fara að leka. Ástæðan er að bólga og aukin slímframleiðsla minnkar smám saman eftir því sem öndunarvegurinn aðlagar sig að nýju ástandi. Mikilvægt er að sjúklingur fái strax í upphafi fræðslu og þjálfun við umhirðu og hreinsun talventils svo hann endist betur.

Sjúklingar með ástungu fyrir inniliggjandi talventil (TEP) þurfa að vera í eftirliti HNE læknis eða talmeinafræðings vegna eðlilegra breytinga á barka og vélinda. Nauðsynlegt getur verið að endurmeta stærð talventils bæði hvað varðar lengd og þvermáls þar sem ástungan og vélindaveggur getur breyst með tímanum. Eftir skurðagerð getur lengd og þvermál ástungunnar tekið breytingum þar sem bólga, sem myndaðist við myndun ástungunnar og einnig vegna skurðaðgerðar og geislameðferðar, hjaðnar smám saman. Læknir eða talmeinafræðingur ætti reglulega að mæla lengd og þvermáli ástungunnar til að meta heppilega og rétta stærð á talventli hverju sinni.

Verði breyting á raddgæðum sér í lagi ef rödd verður lágstemmd eða veikari eða viðkomandi finnst hann þurfi meiri loftþrýsting til að tala, gæti þurft að skipta um talventil. Ástæðan gæti verið ger- og sveppavöxtur (Candida) sem safnast fyrir á talventlinum og hindrar að lokinn inn í talventlinum opnist nægjanlega.

**Að koma í veg fyrir leka í talventli**

Mælt er með því að þrífa innra rör talventilsins með þar til gerðum hreinsibursta amk. tvisvar á dag og einnig eftir hverja máltíð.

Rétt hreinsun getur komið í veg fyrir og eða stöðvað leka í gegnum talventil:

1. Áður en burstinn sem fylgir talventlinum frá framleiðanda er notaður má dýfa honum í bolla af heitu vatni og láta hann liggja þar í nokkrar sekúndur.

2. Setjið burstann inn í talventilinn (ekki of djúpt) og snúið honum nokkrum sinnum til að þrífa ventilinn (rörið/holrúmið) að innan.
3. Takið burstann út og skolið hann með heitu vatni og endurtakið ferlið 2-3 sinnum þar til ekkert efni berst út með burstanum. Sökum þess að burstanum er dýft í heitt vatn, þá gætið þess að stinga honum ekki inn fyrir innri loku talventilsins til að forða áverka á vélinda af völdum mikils hita.
4. Skolið talventilinn tvisvar með skoláhaldi (pera/brúsi) sem fylgir hreinsisett frá framleiðanda með heitu (ekki of heitu!) drykkjarhæfu vatni. Til að forða hitaáverka í vélinda, dreypið á vatninu áður til að tryggja að hitastig vatnsns sé ekki of hátt.

Heitt vatn virkar betur en volgt við hreinsun talventils líklega vegna þess að það leysir upp þurra skán (seytingu) og slím og jafnvel skolar burt eða jafnvel drepur sumar gerþyrpingar (Candida) sem gjarnan vilja myndast á talventlinum.

### Hvað á að gera ef inniliggjandi talventill lekur

Leki getur orðið ef þurr slímskán, fæðuagnir eða líkamshár (t.d. eftir húðígræðslu) koma í veg fyrir að lokinn í talventlinum lokist almennilega. Burstun á talventli og skolun með volgu vatni getur í sumum tilvika fjarlægt slíkar hindranir og stöðvað leka.

Ef talventill lekur innan þriggja daga frá ísetningu gæti það stafað af gölluðum talventli eða í tengslum við ísetningu hafi honum ekki verið rétt komið fyrir. Varðandi gersvepp (Candida) þá tekur smá tíma fyrir gerið að vaxa þannig ef nýr talventill lekur strax eftir ísetningu, þá er það af annarri ástæðu. Með því að bursta og skola með volgu vatni og snúa talventlinum varlega nokkrum sinnum til að losa hann við óhreinindi. Ef lekinn er viðvarandi skal skipta um talventil.

Auðveldasta aðferðin til að stöðva leka tímabundið, þar til hægt er að skipta um talventil, er að nota þar til gerðan tappa. Það eru framleiddir sérstakir tappar til að loka talventli og á að nota þá gerð sem tekur mið af tegund talventils. Mælt er með að eiga slíkan tappa tiltækan. Með tappann ísettan í talventilinn er ekki hægt að tala, en það gerir kleift að borða og drekka án þess að ventillinn leki. Hægt er að fjarlægja tappann eftir máltíð og drykk setja hann aftur í eftir þörfum. Þetta er bráðabirgðalausn þar til skipt er um talventil.

Mikilvægt er að viðhalda nauðsynlegum líkamsvökva þrátt fyrir lekann. Til að forðast vökvatap í heitu veðri vegna svitamyndunar er mælt með því að vera í loftkældu umhverfi og neyta vökva á þann hátt sem ólíklegri er að leki. Drykkir sem innihalda koffín auka þvaglát og ætti að forðast. Seigfljótandi vökvar hafa síður tilhneigingu til að leka og neysla þeirra getur veitt nauðsynlega vökvun þrátt fyrir að talventill leki. Ýmis matvæli sem innihalda mikið magn af vökva eru seigfljótandi (súpur, hlaup, grautar, ristað brauð dýft í mjólk, jógúrt ofl. ) og ólíklegri til að leka í gegnum talventil miðað við vatn og ýmsa drykki. Ávextir og grænmeti innihalda mikið magn af vatni (vatnsmelónur, epli ofl.). Til að komast að því hvað virkar er best að prófa sig varlega áfram með einhverju af þessu.

Önnur aðferð til að draga úr leka, þar til hægt er að skipta um talventil og gæti virkað fyrir suma, er að reyna að gleypa vökvann eins og hann sé matur. Slík aðferð er ólíklegri að leiði til vökvaleka í gegnum talventilinn.

Framangreindar ráðstafanir er hægt að nota til að tryggja líkamanum vökva og næringu þar til skipt er um lekann talventilinn.

**Þrif á talventli**

Mælt er með því að hreinsa talventilinn amk. kosti tvisvar á dag (kvölds og morgna) og helst eftir máltíð því bæði matur og slím eiga til að festast í talventlinum að innanverðu. Hreinsun er gagnleg sé matur klístraður eða límkenndur, eða röddin óvenju veikburða.

Við hreinsun er ágætt að byrja á að þrífa allt slím í kringum talventilinn og nota til þess töng, helst með ávölum oddi. Síðan á að nota þar til gerðan hreinsibursta frá framleiðanda og stinga burstanum inn í talventilinn og snúa fram og til baka. Burstann skal hreinsa vandlega með volgu vatni eftir notkun. Síðan er talventillinn skolaður tvisvar með volgu (ekki heitu) vatni með sérstakri áfyllingarsprautu eða ampúlu sem fylgir hreinsisetti frá framleiðanda.

Áfyllingarsprautan er fyllt af volgu vatni og henni stungið varlega inn í talventilinn og skolvatninu sprautað inn. Nota skal vægan þrýsting svo sprautist ekki vatn framhjá opinu ofan í barkann. Stefna eða horn innstungu á sprautunni (angle) á talventilinn er mismunandi eftir einstaklingum. Talmeinafræðingar geta veitt leiðbeiningu um hvernig velja skuli besta horn eða stefnu. Það þarf að sprauta og skola talventilinn varlega því of mikill þrýstingur getur leitt til þess að vökvinn sprautist ofan í barka og lungu. Sé vandamál að skola með vatni, er einnig hægt að nota sogvél með lofti.

Framleiðendur talventla og fylgihluta gefa út leiðbeiningar um hvernig skuli þrífa þá og hvenær eigi farga þeim. Skipta skal um bursta þegar þræðirnir verða bognir eða slitnir.

Hreinsiburstann og áfyllingarsprautuna sem notuð er til skolunar á talventlinum á að þrífa með heitu vatni, ef mögulegt með sápu og þurrka eftir hverja notkun. Ein leið til að halda áhöldunum hreinum er að leggja þau á hreint handklæði og skilja eftir í sólarljósi í nokkrar klukkustundir daglega. Það er bakteríudrepandi kraftur í útfjólubláu ljósi sólar sem fækkar bakteríum og sveppum.

Talventlar geta stíflast ef slím í hálsi þornar og harðnar. Til að halda slíminu röku í líkamanum og draga þannig úr líkum á stíflu í talventli, er mælt með því að nota HME rakafilter allan sólarhringinn og nota rakatæki í vistarverum og hýbýlum. Einnig er hægt að setja 2-3 ml af dauðhreinsuðu saltvatni í barkann að minnsta kosti tvisvar á dag (oftar sé loftið þurrt).

### Ger og sveppamyndun í talventli – fyrirbyggjandi aðgerðir

Ger og gersveppamyndun (Candida) er ein helsta orsökin fyrir að talventill bilar og byrjar að leka. Alla jafna tekur það nokkurn tíma fyrir ger að vaxa og mynda gerþyrpingar í nýjum talventli þar til að ventillinn bilar af þeim sökum. Því er ólíklegt að bilun í talventli af völdum gersvepps eigi sér stað skömmu eftir uppsetningu á talventli.

Sá sem skiptir um talventil fyrir sjúkling getur greint hvort um gersveppamyndun sé að ræða. Hægt er að greina með berum augum hvort dæmigerðar gerþyrpingar safnist fyrir á talventlinum sem orsaka að lokan í ventlinum lokast ekki eðlilega. Einnig er hægt að senda sýni af talventlinum í ræktun.

Til er sveppaeyðandi efni, Mycostatin, sem oft er notað til að koma í veg fyrir bilun í talventlum vegna gersveppa. Það er fáanlegt með lyfseðli í vökva- og töfluformi. Töflurnar má mylja niður og leysa upp í vatni.

Ekki er mælt með að taka þessi lyf einungis ef gert sé ráð fyrir því að sveppager sé orsök bilunar í talventli. Bæði er að lyfin eru dýr en auk þess geta einnig leitt til að gerið þrói ónæmi gegn efninu sem er í lyfinu, sem síðan gæti valdið aukaverkunum.

Þó eru undantekningar frá því t.d; meðferð sykursjúkra á fyrirbyggjandi sveppalyfjum, þeim sem eru á sýklalyfjum, eru í lyfja- eða sterameðferð og í tilvikum þar sem ofmyndun gers er augljós (húð/skán á tunga o.s.frv.).

Nokkrar aðferðir geta komið að gagni til að fyrirbyggja gerþyrpingar á talventlum:
- Draga úr neyslu sykurs í mat og drykk. Bursta tennur eftir neyslu sykurs.
- Bursta tennur vel eftir hverja máltíð og sérstaklega áður en farið er að sofa.
- Sykursjúkir þurfa að gæta þess að viðhalda fullnægjandi blóðsykri.
- Taka aðeins sýklalyf sé þeirra er þörf.

- Eftir inntöku mixtúru af sveppaeyðandi lyfi skal beðið í 30 mínútur til að láta það virka og bursta síðan tennurnar. Það er vegna þess að sviflausnir í sveppaeyðandi lyfjum innihalda sykur.
- Dýfið hreinsiburstanum sem fylgir talventlinum ofan í lítinn skammt af sveppa eyðandi lyfi og burstið rörið inni í taventlinum áður en gengið er til náða (Hægt er að búa til skammt með því að leysa upp fjórðung af Mycostatin töflu í 3-5 ml vatni). Við þetta verður eitthvað af efninu inni í talventlinum. Hendið ónotuðum skammti. Ekki setja of mikið af lyfinu inn í talventilinn svo ekki dreypi framhjá niður barkann.
- Neysla góðgerla, meltingargerla, t.d. lífræn jógúrt og bætiefni með góðgerlum (probiotics).
- Bursta varlega tunguna sé hún húðuð gersvepp (hvítleit himna/skán)
- Skiptið um tannbursta þegar sigrast hefur verið á gervandamálum, til að koma í veg fyrir nýjan ger- og sveppagróður.
- Haldið hreinsiáhöldum alltaf hreinum

**Góðgerlar - Lactobacillus acidophilus geta komið í veg fyrir gersveppamyndun**

Góðgerlar eða meltingargerlar eru gjarnan notaðir til að koma í veg fyrir ofvöxt gersveppa. Þetta eru efnablöndur sem innihalda Lactobacillus acidophilus (asídófílus) sem eru velviljaðar bakteríur eða sýrukærir mjólkursýrugerlar. Sökum þess að rannsóknir á virkni og öryggi þessara efna stangast á, eða ekki nægilegar svo hægt sé að draga ályktun af niðurstöðum þeirra, er engin opinber samþykkt né ábendingar stofnana (t.d. FDA) að notkun þessara baktería komi í veg fyrir gervöxt. Acidophilus efnablöndur eru seldar sem fæðubótarefni en ekki lyf. Ráðlagður skammtur asídófílus er á milli 1 til 10 milljarða baktería. Venjulega er innihald asídófílus taflna einhvers staðar innan við þetta ráðlagða magn af bakteríum. Ráðlagðir skammtar eru mismunandi eftir framleiðendum, en almennt er ráðlagt að taka eina til þrjár asídófílus töflur daglega.

Þó svo asídófílus sé almennt talið öruggt með fáum aukaverkunum, ættu þeir sem eru með meinsemd í þörmum, veiklað ónæmiskerfi eða með ofvöxt þarmabaktería að forðast inntöku asídófílus. Hjá þeim getur bakterían valdið alvarlegum og jafnvel lífshættulegum fylgikvillum. Þess vegna er mikilvægt að þeir sem eru með framangreind skilyrði ráðfæri sig við sinn lækni í hvert sinn sem þessi lifandi baktería er tekin inn.

# 11 Kafli Að borða, kyngja og finna lykt

## Að borða, kyngja og finna lykt

Geislameðferð og skurðaðgerð vegna barkakýlisbrottnáms valda varanlegum breytingum fyrir lífstíð. Að borða, kyngja og finna lykt verður ekki eins og áður fyrir barkakýlisbrottnám. Í þessum kafla er fjallað um ýmsar birtingarmyndir þessara áskorana sem barkakýlislausir standa frammi fyrir og meðferðir við því. Má þar nefna kyngingarvandamál, vélindabakflæði, þrengingar í vélinda og skert lyktar- og bragðskyn.

Geislameðferð getur orsakað bandvef í kjálkavöðvunum sem notaðir eru til að tyggja fæðu. Slíkt getur valdið erfiðleikum við að opna og loka munni (Trismus, kjálkastjarfi) og því erfiðara að matast. Kyngingarerfiðleikar geta einnig orsakast af öðrum ástæðum svo sem minnkandi munnvatnsframleiðslu, þrengingu í vélinda og skorti á samdráttarbylgju í vélinda (peristalsis) hjá þeim sem eru með endurbyggt vélinda. Skurðaðgerð veldur einnig varanlegum áhrifum á lyktar- og bragðskyn því eftir aðgerð verður innöndun ekki lengur gegnum nef og munn, heldur framhjá gegnum stóma á hálsi.

### Að viðhalda fullnægjandi næringu sem barkakýlislaus

Hin sjálfsagða og eðlilega athöfn flestra að neyta matar getur orðið ævilöng áskorun fyrir barkakýlislausa sökum kyngingarerfiðleika, minnkaðrar munnvatnsframleiðslu (sem smyr mat og auðveldar tyggingu) og breytingu á bragð- og lyktargetu.

Vegna kyngingarerfiðleika eykst þörfin fyrir að drekka mikið magn af vökva meðan verið er að matast því vökvi auðveldar kyngingu á stærri bitum. En þar sem mikill vökvi fyllir magann fljótt verður minna pláss fyrir sjálfan matinn. Vökvar frásogast fljótt úr maga og verða barkakýlislausir því aftur fljótlega svangir og enda oft á að fá sér fleiri smærri máltíðir yfir daginn, fremur en færri og stærri. Neysla á miklu magni vökva hefur einnig í för með sér tíðari þvaglát yfir daga og nætur. Slíkt getur truflað svefnmynstrið og valdið þreytu og pirring. Þeir sem veilir eru fyrir hjarta geta fundið fyrir vanlíðan vegna uppsöfnunar umfram vökva í líkamanum.

Að neyta matar sem endist lengur í maganum svo sem prótein, hvítan ost, kjöt og hnetur, getur dregið úr þörf fyrir mörgum litlum máltíðum og þar með að drekka óhóflega mikinn vökva.

Það er því mikilvægt að tileinka sér þekkingu hvernig megi matast án þess að innbyrða of mikið magn af vökva. Til dæmis með því að neyta matar sem léttara er að kyngja og þarfnast ekki aukalegrar vökvunar. Minni vökvi fyrir svefn getur bætt svefnmynstrið.

Hægt er að bæta næringu með eftirfarandi atriðum:

- Innbyrða hæfilegan og nægjanlegan vökva, ekki of mikið af honum
- Drekka minna af vökva á kvöldin
- Að neyta „holls" matar
- Að neyta lágkolvetna og próteinríks fæðis (hár sykur eykur gersveppamyndun)
- Leita aðstoðar næringarfræðings

Nauðsynlegt er að tryggja að barkakýlislausir fylgi fullnægjandi og rétt útfærðri næringaráætlun með innihaldsefnum sem tekur mið af erfiðleikum við að borða mat. Lágkolvetna og próteinríkt mataræði með viðbótar vítamínum og steinefnum er mikilvægt. Mælt er með því að fá aðstoð næringarfræðinga, talmeinafræðinga og lækna til að tryggja að barkakýlislaus viðhaldi fullnægjandi líkamsþyngd.

**Hvernig á að fjarlægja mat sem festist í hálsi eða vélinda**

Barkakýlislausir lenda oft í því að matur festist í hálsi eða vélinda sem kemur í veg fyrir að hægt sé að kyngja honum ofan í maga.

Hægt er að losa mat með eftirfarandi aðferðum:

1. Fyrst og fremst ekki örvænta. Barkakýlislaus kafnar ekki því vélindað er aðskilið öndunarvegi (barka) og hann getur alltaf andað þó eitthvað festist í hálsi.
2. Reynið að drekka smá vökva (helst volgan eða heitan) og reynið að þvinga matinn niður með því að kyngja og auka þannig þrýstinginn í munninum.
3. Ef viðkomandi notar talventil þá reynið að tala. Við það þrýstist loft gegnum talventilinn upp í hálsinn og getur losað hindrunina. Ef þetta virkar ekki –
4. Prófið þetta standandi og ef það virkar ekki, prófið að beygja yfir vask og reyna að tala. Ef þetta virkar ekki –
5. Beygið fram yfir vask eða haldið pappír eða íláti fyrir munninn, lækkið munninn niður fyrir bringu og þrýstið á kviðinn með hendinni. Þetta þvingar innihald magans upp og getur losað hindrunina.

Þessar aðferðir virka fyrir flesta. Hins vegar er engin eins og því þarf að gera tilraunir og finna þær aðferðir sem henta hverjum best. Hjá mörgum barkakýlislausum lagast kyngingin með tímanum.

Sumir barkakýlislausir greina frá ýmsum aðferðum til að losa um fastan mat í hálsi til dæmis með því að nudda hálsinn varlega, ganga í nokkrar mínútur, hoppa upp á fætur, sitja og standa nokkrum sinnum, slá á bringuna eða bakið, nota sogvél með sogröri ofan í kok, eða bara bíða í smá stund þar til maturinn nær að komast niður í magann af sjálfsdáðum.

Ef ekkert virkar og fæða enn föst í hálsi gæti þurft að leita til háls- nef og eyrnalæknis eða á bráða-móttöku til að fjarlægja hindrunina.

**Vélindabakflæði**

Flest okkar kannast við óþægindi eins og brjóstsviða eða uppþembu sem koma fram eftir máltíð og geta versnað við liggja útaf eða beygja sig fram. Þetta stafar oftast af því að magainnihald nær að renna upp í vélinda og er það kallað vélindabakflæði. Hjá eldra fólki er ekki óalgengt að þindarslit (hiatus hernia) valdi bakflæði við hringvöðvann þar sem vélindað gengur í gegnum þindina og ofan í magann.

Barkakýlislausum er mjög hætt við vélindabakflæði og það er gild ástæða fyrir því.

Vélindað er rör eða pípa sem flytur fæðuna frá munninum niður í maga. Í vélinda eru tvö vöðvabönd eða hringvöðvar sem eiga að koma í veg fyrir bakflæði.

Annar hringvöðvinn er staðsettur neðar þar sem vélindað opnast inn í magann og hindrar að magainnihald flæði tilbaka upp í vélindað.

Hinn hringvöðvinn er staðsettur ofar eða þar sem vélindað byrjar fyrir aftan barkakýlið í koki. Sá hringvöðvi hindrar meðal annars að matur komist aftur tilbaka í munninn eftir kyngingu. Þessi hringvöðvi er fjarlægður í barkakýlisskurðaðgerð (cricopharyngeus) og þess vegna er efri hluti vélinda alltaf opið og slappara en áður, sem hæglega getur leitt til bakflæðis magainnihalds upp í háls og munn. Þess vegna renna magasýrur og fæða auðveldlega upp í kok og munn hjá barkakýlislausum þegar þeir beygja sig fram eða liggja fyrir, sérstaklega skömmu eftir máltíð.

Hægt er að draga úr ýmsum aukaverkunum bakflæðis með lyfjum sem draga úr magasýrustigi til dæmis sýrubindandi lyf og prótónpumpuhemla (PPI). Þessi lyf geta dregið úr ýmsum aukaverkunum bakflæðis s.s. erting í hálsi, tannholdsbólgu og slæmu bragði. Ágætt ráð til að draga úr eða koma í veg fyrir bakflæði er að leggja sig ekki eftir að hafa borðað eða drukkið. Einnig getur neysla lítilla máltíða í stað mikils magns minnkað bakflæði.

**Einkenni vélindabakflæði og meðferð**

Súrt magasýrubakflæði á sér stað við flæði magavökva, einkum magasýru, upp í vélinda og jafnvel kok og munn. Þetta ástand er kallað bakflæði eða maga- og vélindabakflæði (gastroesophageal reflux eða GERD).

Einkenni bakflæðis hjá barkakýlislausum eru:

- Brjóstsviði
- Brennandi eða súrt bragð í hálsi
- Maga- eða brjóstverkur
- Erfiðleikar við að kyngja
- Rám rödd eða hálsbólga
- Ofholdgun (granulation tissue) myndast í kringum talventil, stuttur líftími talventils, raddvandamál

Aðgerðir til að draga úr og koma í veg fyrir bakflæði eru:

- Að léttast (hjá þeim sem eru of þungir)
- Draga úr streitu, æfa slökunartækni
- Forðast matvæli sem valda bakflæði (t.d. kaffi, súkkulaði, áfengi, piparmyntu og feitur matur)
- Að hætta að reykja og forðast útsetningu fyrir reyk
- Að borða lítið magn af mat oft á dag, frekar en stórar máltíðir
- Sitja upprétt meðan borðað og vera upprétt þrjátíu til sextíu mínútum eftir máltíð
- Forðast að liggja í þrjár klukkustundir eftir máltíð
- Hækka höfðagafl hvílu um 15-20 cm (hækka höfðalag á rúmi eða fleyg undir dýnu) eða nota púða til að hækka efri hluta líkamans um að minnsta kosti um 45 gráður
- Taka lyf sem læknir ávísar til að draga úr magasýruframleiðslu
- Ef þarf að beygja sig niður, beygja þá frekar hnén fremur en efri hluta líkamans.

**Lyf til meðhöndlunar við bakflæði**

Það eru til ýmis lyf sem geta dregið úr einkennum bakflæðis og eru helst þrennskonar:

- Sýrubindandi lyf
- Histamín H2-viðtakablokkar
- Prótónpumpuhemlar.

Þessi lyfjaflokkar virka á mismunandi hátt við að draga úr eða hindra framleiðslu á magasýru.

Fljótandi sýrubindandi lyf (Gaviscon, Rennie) eru almennt virkari en töflur og virkari séu þau tekin eftir máltíð eða fyrir svefn, en þau endast aðeins í stuttan tíma.

H2 blokkar (Pepcid, Tagamet, Axid, Zantac) draga úr framleiðslu magasýru. Þau endast lengur en sýrubindandi lyf og geta dregið úr vægum einkennum. Hægt er að kaupa flesta H2 blokka án lyfseðils.

Prótónpumpuhemlar (Esomeprazól, Nexium, Omeprazól, Prevacid, Aciphex) eru öflug sýruhemjandi lyf og áhrifaríkustu lyfin við meðhöndlun bakflæðis. Sum þessara lyfja eru seld án lyfseðils. Athugið að þessi lyf geta dregið úr frásogi kalsíums og því er mikilvægt að fylgjast með og mæla kalsíumgildum í sermi viðkomandi. Einstaklingar með lágt kalsíummagn gætu þurft að taka kalsíumuppbót.

Ráðlegt að leita til læknis ef bakflæðieinkenni eru alvarleg eða vara yfir langan tíma og erfitt að stjórna þeim með þeim ráðum sem talin hafa verið upp hér að framan.

### Að borða og tala um leið (eftir barkakýlisbrottnám)

Barkakýlislausir sem nota talventil eiga erfitt með að tala um leið og þeir kyngja. Það getur verið pirrandi bið meðan maturinn eða vökvinn rennur framhjá talventlinum á leið sinni niður vélindað, því erfitt er að tala rétt á meðan á því stendur. Þegar reynt er að tala um leið er það annaðhvort ómögulegt eða hljómar eins og hrygla. Ástæðan er að loftið sem notað er til að tala gegnum talventilinn þarf að berast á móti straumnum í vélindanu, gegnum matinn eða vökvann. Hafi viðkomandi fengið ígrætt kok tekur í þeim tilvikum lengri tíma fyrir fæðuna að fara gegnum vélindað. Það er vegna þess að ígrædd húð hefur ekki samdráttarbylgjur (peristalsis) eins og eru í eðlilegum vef í vélinda og því fer maturinn niður aðallega vegna þyngdaraflsins.

Það er því mikilvægt að borða hægt, blanda mat með vökva á meðan tuggið er og leyfa matnum að fara framhjá og niður fyrir talventlasvæðið, áður en reynt er að tala. Smám saman læra barkakýlislausir hversu langan tíma það tekur mat til að renna gegnum vélinda áður en hægt er að tala. Það ágætt ráð að drekka litla sopa og kyngja þeim vel til að skola vélindað, áður en reynt er að tala eftir að hafa matast. Talmeinafræðingar geta leiðbeint um kyngingaræfingar þeim sem eru með kyngingarörðugleika (Dysphagia) og aðstoðað þá með að læra aftur að kyngja án erfiðleika.

### Erfiðleikar við að kyngja (kyngingarerfiðleikar)

Flestir barkakýlislausir lenda í vandræðum með kyngingu (dysphagia) strax eftir skurðaðgerð á barkakýli. Kynging er flókið ferli og felur í sér samhæfingu meira en tuttugu vöðva og ýmissa tauga. Ef verða skemmdir á einhverjum hluta kerfisins vegna skurðaðgerðar eða geislunar getur slíkt valdið kyngingarerfiðleikum. Flestir barkakýlis lausir læra aftur að kyngja án meiriháttar vandamála. Sumir gætu aðeins þurft að gera minniháttar breytingar á mataræði til dæmis taka smærri bita, tyggja betur og drekka meiri vökva á meðan þeir borða. Aðrir upplifa verulega kyngingarerfiðleika og þurfa aðstoð til að læra hvernig betur megi bæta kyngingargetu sína. Talmeinafræðingar með sérhæfingu á sviði kyngingartregðu geta leiðbeint í slíkum tilvikum.

Kyngingarstarfsemi breytist eftir barkakýlisbrottnám, þá getur geisla- og lyfjameðferð einnig flækt málin. Um helmingur barkakýlislausra upplifa kyngingar erfiðleika og sé ekki brugðist við því getur slíkt leitt til vannæringar. Oftast koma kyngingarerfiðleikar fljótlega fram eftir útskrift af sjúkrahúsi. Þeir geta verið ef reynt er að borða of hratt og ekki tuggið nægjanlega vel eða sökum áverka á efri vélinda sé etinn grófur eða hrjúfur matur sem rispar kokið, eða drukkinn heitur vökvi sem brennir. Slíkt getur valdið bólgu sem getur varað í einn eða tvo daga.

Í stuttu máli þá er algengt að kyngingarörðugleikar fylgi í kjölfar barkakýlisbrottnáms. Vandamálin geta verið tímabundin eða langvarandi. Hættan við kyngingarörðugleika eru ef slíkt leiðir til lélegs næringarástands, takmarkana í félagslegum samskiptum og aðstæðum og þar með skert lífsgæði.

Kyngingarerfiðleikar geta verið vegna eftirfarandi:

- Óeðlilegrar starfsemi í kokvöðva (dysmotility)
- Truflun á virkni hringbrjósks og koks (Cricopharyngeal disfunction)
- Minni styrk hreyfinga í tungubotni
- Þróun örvefs eða slímhimnufellingar við tungubotn sem kallast pseudoepiglottis en fæða getur safnast saman á milli pseudoepiglottis og tungubotns
- Erfiðleikar við tunguhreyfingar, tyggingu og fæðugang í koki vegna brottnáms tungubeins (hyoid) og ýmissa breytinga og inngrips við byggingu koks og vélinda í barkakýlis- skurðaðgerð.
- Þrenging í koki eða vélinda til dæmis vegna þróunar og myndunar örvefs getur hamlað þess að fæðan renni óhindruð niður fæðuganginn í vélinda og leitt til uppsöfnunar á viðkomandi svæði (töflur og fæðuagnir sem festast í þrengingu)
- Þróun á poka eða sarp (diverticulum) í koki og vélinda sem getur safnað vökva og fæðu sem leiðir til tilfinningar um að matur sé „fastur" í efra vélinda eða með kökk í hálsi
- Samgróningar, öðru nafni örvefur, í vélinda á skurðsvæði eru algengir og geta komið fram nokkru eftir skurðaðgerð. Örvefurinn (adhesion) er óeðlileg bandvefs tenging milli samliggjandi yfirborðsflata í vélinda á skurðsvæði eftir barkakýlis brottnám.

Óska ætti eftir því við HNE lækni að fylgjast með slíku í reglubundnu eftirliti, eða við ventlaskipti. Hægt er að meðhöndla örvefsmyndun með einfaldri laser aðgerð. Sé hinsvegar ekkert að gert getur ástandið versnað og leitt til þess að viðkomandi eigi í miklum erfiðleikum með tal og kyngingu sem erfitt verður að meðhöndla.

Í kjölfar kyngingarörðugleika í efri vélinda getur verið erfitt að kyngja í einn eða tvo daga á eftir. Það er oft vegna staðbundinnar bólgu aftan í koki, sem venjulega hverfur með tímanum.

Eftir skurðaðgerð fá barkakýlislausir ekki fæðu um munn, heldur næringu gegnum slöngu (sondu) í tvær til þrjár vikur. Sondunni er stungið ofan í maga gegnum nef, munn eða með vélindaástungu og fljótandi næring veitt í gegnum sonduna. Þessi háttur er þó að breytast þar sem vaxandi vísbendingar eru um að eftir barkakýlis skurðaðgerð megi byrja inntöku um munn með tærum vökva 24 klst. eftir aðgerð. Það hjálpar til við kyngingu og eru vöðvarnir sem aðstoða við kyngingu virkjaðir áfram.

Til að koma í veg fyrir kyngingarörðugleika í efri vélinda má benda á eftirfarandi atriði:

- Borða hægt og vera þolinmóð
- Innbyrða litla bita og tyggja mjög vel
- Blanda matinn vel með munnvatnsvökva áður en honum er kyngt. Volgur vökvi gerir það auðveldara að kyngja.
- Skola niður mat með meiri vökva eða eftir þörfum (heitir vökvar gætu virkað betur fyrir suma barkakýlislausa við að skola matnum niður).
- Forðast klístraðan mat eða það sem er erfitt að tyggja. Hver og einn þarf að finna hvað sé auðveldast að innbyrða. Sum matvæli er auðvelt að kyngja (ristað eða þurrt brauð, jógúrt og bananar) önnur geta verið klístruð og festast í koki (óskræld epli, salat, laufgrænmeti og steikt kjöt).

Kyngingarörðugleikar geta gengið tilbaka hins vegar gæti þurft að víkka út vélindað sé þrenging varanleg. Hægt er að meta umfang þrengingarinnar með kyngingarprófi. Sé þörf á útvíkkun þá er hún framkvæmd hjá háls- nef og eyrnalækni eða meltingarlækni.

### Klínísk skoðun og greining á kyngingarerfiðleikum

Helstu skoðunar aðferðir til greininga á kyngingarerfiðleikum eru fimm talsins:

- Baríum kynging með röntgenmyndatöku
- Ómskoðun eða fluoroscopy (röntgenrannsókn á hreyfingu)
- Holsjáómun til að meta kyngingu í efra vélinda
- Ómskoðun á nefkoki (Laryngoscopy)
- Þrýstingsmælipróf í vélinda (mælir samdrætti í vélindavöðva)

Aðferð eða skoðun er valin í samræmi við klínískt ástand sjúklings.

Venjulega er fyrsta skoðun gerð í ómskoðun (Video-fluoroscopy). Í skoðun er hægt að meta hreyfingar líffæra á hálssvæði við kyngingu. Hægt er að gera myndupptöku bæði að framan og frá hlið og síðan skoða á mismunandi hraða við nákvæmari rannsókn. Þá er hægt að meta óeðlilegar hreyfingar fæðu, ásvelging, vökvasöfnun, hreyfingu líffæra, vöðvavirkni og nákvæmar hreyfingar í munni og koki. Hægt er að nota baríumskuggaefni til að greina og skoða hreyfingar og stöðu líffæra við kyngingu. Einnig er hægt að nota þykkni til greininga fyrir sjúklinga sem eiga erfitt með að kyngja fæðu í föstu formi.

**Kyngingarerfiðleikar vegna þrengsla í vélinda**

Þrengsli í vélinda (esophagus stricture) meðfram nefkoki getur hindrað eðlilegt flæði fæðu niður í maga. Slíkum samdrætti í vélinda má líkja við þrengingu í miðju stundaglasi og því erfitt fyrir fæðuna að komast gegnum hana og ofan í magann (sjá mynd).

Þrengingar í vélinda eftir barkakýlisbrottnám geta verið vegna áhrifa geislunar og þéttleika skurðaðgerðarlokunar, einnig getur eftir skurðaðgerð þróast smám saman ör eða örvefur á skurðaðgerðarsvæðinu.

Aðgerðir sem geta hjálpað sjúklingnum eru:

- Breytingar á mataræði
- Vöðvaskurður (Myotomy)
- Útvíkkun á vélinda (sjá hér neðar)

Í tilvikum ígræðslu í vélinda þegar þurft hefur að byggja upp kok í skurðaðgerð, hefur ígræðslan enga samdráttarbylgju (peristalsis) sem gerir kynginguna enn erfiðari. Eftir aðgerð í slíkum tilvikum fer maturinn ofan í maga að mestu leyti fyrir þyngdarafli. Tíminn fyrir matinn að fara í maga er mismunandi eftir einstaklingum og er á bilinu 5 til 10 sekúndur.

Mælt er með því að tyggja matinn vel og blanda saman við vökva í munninum áður en kyngt. Borða litla bita í einu og bíða eftir að fari niður í maga áður en næsta bita er kyngt. Það er ágætt að fá sér vökva milli bita til að skola niður. Að neyta matar tekur lengri tíma og krefst þolinmæði að taka allan þann tíma sem þarf til að klára máltíðina.

Bólga sem myndast í koki og hálsi strax eftir skurðaðgerð hefur tilhneigingu til að hjaðna og dregur þar með úr þrengingu í vélinda sem auðveldar kyngingu að lokum. Það er ágætt að vita að kyngingin lagast oft fyrstu mánuði eftir aðgerð. Hins vegar, ef það gerist ekki, er útvíkkun á vélinda einn meðferðarkostur.

## Útvíkkun á vélinda

Þrenging í vélinda er mjög algeng afleiðing barkakýlisbrottnáms og oft þarf víkka út vélindað þar sem þrengingin er. Sé þess þörf þarf venjulega að endurtaka útvíkkunina og hversu oft er mismunandi eftir einstaklingum. Hjá sumum helst vélinda opið eftir nokkrar útvíkkanir, hjá öðrum þarf að endurtaka þetta það sem eftir er. Fyrir aðgerð er sjúklingur deyfður eða svæfður því aðgerðin sjálf getur verið sársaukafull. Notaðar eru nokkrar stærðir á búnaði til útvíkkunar. Byrjað er með minnsta þvermál sem sett er í vélinda og síðan víkkað hægt út í áföngum með stærra þvermáli. Tilgangurinn er að mýkja og brjóta niður bandvef (örvef, samgróninga) og getur þurft að endurtaka ferlið þar sem ástandið getur komið aftur eftir stuttan tíma.

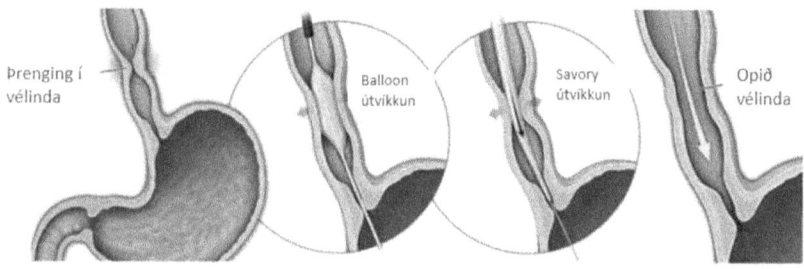

Búnaður sem notaður er til útvíkkunar á vélinda getur verið uppblásið hylki (balloon) sem fæst í ýmsum stærðum og þrædd eru í áföngum til að víkka út staðbundna þrengingu í vélinda. Balloon búnaður er fremur notað en þar til gerðir útvíkkandi stautar (Savory). Önnur aðferð sem mögulega getur komið að gagni er að sprauta inn sterum staðbundið í vélindað. Þó útvíkkun sé alla jafna framkvæmd af sérfræðilækni, getur í sumum tilfellum sjúklingur sjálfur gert hana. Í erfiðum tilvikum gæti þurft að fjarlægja þrengingu með skurðaðgerð eða skipta um þrönga hlutann með ígræðslu.

Þar sem útvíkkun brýtur niður og mýkir bandvefsbólgu getur sársauki sem myndast vegna aðgerðarinnar varað í einhvern tíma. Verkjalyf, sem læknir ávísar, geta dregið úr óþægindum.

### Notkun Botox

Bótox<sup>TM</sup> er lyfjablanda sem inniheldur virka efnið bótúlínuseitur af tegund A. Eitrið er unnið úr Clostridium botulinum, sem er loftfirrð bakteria sem veldur bótúlíneitrun sem framkallar vöðvalömun. Bótúlín eiturefnið veldur að hluta lömun í vöðva með verkun á presynaptic kólínvirka taugaþræði vöðva, með því að koma í veg fyrir losun asetýlkólíns á taugavöðvamótum. Í litlu magni er hægt að nota efnið til að lama vöðva tímabundið í þrjá til fjóra mánuði.  Botox er gefið með inndælingu ýmist í vöðva, blöðruvegg eða djúpt í húð. Það verkar með því að stöðva taugaboð, að hluta, til vöðva sem lyfinu hefur verið sprautað í og dregur þannig úr óhóflegum vöðvasamdrætti.  Lyfið er meðal annars notað til að stjórna vöðvakrömpum, ósjálfráðu og tíðu augnabliki og til húðmeðferðar á hrukkum, sem það er sennilega þekktast fyrir. Sjaldgæfar aukaverkanir er almennur vöðvaslappleiki en mjög sjaldan dauðsföll. Inndæling á Bótox hefur verið valkostur ýmissa einstaklinga í því skyni að bæta kyngingu og vélinda- eða talventlarödd   eftir barkakýlisbrottnám.

Í þeim tilvikum er Botox inndæling notuð til að draga úr vöðvaspennu og krampa á því svæði vélinda sem titringur til raddmyndunar á sér stað. Með því dregur úr áreynslu sem þarf til að mynda vélinda- eða talventlarödd. Hins vegar virkar efnið aðallega í tilvikum vöðvakrampa (síbeygjukrampa) og gæti þurft að sprauta tiltölulega stórum skömmtum í viðkomandi vöðva. Þá er einnig hægt að nota efnið til að slaka á vöðvaspennu í neðri kjálka í tilvikum sem viðkomandi  finnur fyrir erfiðleikum við að kyngja. Efnið kemur ekki að notum  við aðstæður sem ekki eru vegna vöðvakrampa, svo sem pokamyndun í vélinda, þrenginga vegna ör- eða bandvefs eftir geislun og ör og eða þrengingar eftir aðgerð.

Vöðvaspenna eða vöðvakrampar í koki og vélinda (pharyngoesophageal spasm, PES) er algeng orsök erfiðleika við að nota vélinda- og talventlarödd eftir barkakýlisbrottnám. Þrengslin sem myndast í vélinda ágerast enn frekar þegar reynt er að tala vegna þess þrýstings sem talið myndar. Þetta ástand getur truflað kyngingu og hindrað flæði  matar og vökva gegnum kokið.

Háls- nef og eyrnalæknar geta framkvæmt Bótox meðferð. Inndæling er gerð með því að sprauta gegnum húð eða framkvæmd í vélinda- magaspeglun (esophago gastro duodenoscopy). Inndæling frá húð í viðkomandi vöðva í  koki er gerð rétt fyrir ofan og til hliðar við stómað, öðru hvoru megin við hið nýmyndaða kok (neopharynx).

Sé ekki talið heppilegt að sprauta efninu gegnum húð er hægt að  sprauta efninu með vélinda-magaspeglunarbúnaði. Slík aðferð er notuð hjá sjúklingum sem hafa alvarlegar bandvefsbólgur í kjölfar geislunar eða líffræðilegrar röskunar í hálsi. Einnig í tilvikum kvíða eða ótta sjúklings við að fá sprautu í húð. Speglun er bæði nákvæmari og sýnilegri fyrir þann sem framkvæmir. Inndælingin í kok og vélinda er oft framkvæmd af meltingarlækni og í kjölfarið gerð væg útvíkkun í vélinda með balloon hylki fyrir jafna dreifingu á Bótoxinu.

**Fistill - Pharyngocutaneous fistula**

Fistill er óeðlileg tenging eða op á milli tveggja yfirborða, þ.e. á milli hols líffæris og yfirborðs, í þessu tilviki milli koks og húðar. Þetta getur átt sér stað eftir skurðaðgerð og er algengara í kjölfar ígræðslu við uppbygginu á nýju koki. Við ígræðslu er flipi er tekin af húð og græddur í barkakýlishluta koksins til að byggja það upp að nýju. Í slíkum tilvikum getur myndast fistill milli slímhúðar í koki og húðarinnar. Ef munnvatn lekur frá koki til húðar er það vísbending um rof á skurðsaumslínu koksins. Þetta er einn algengasti fylgikvilli barkakýlisbrottnáms og kemur venjulega fram sjö til tíu dögum eftir aðgerð. Hafi viðkomandi svæði verið geislað áður er það einnig áhættuþáttur. Ef um fistil er að ræða er fæðuinntaka um munn stöðvuð þar til fistillinn grær af sjálfu sér, eða fistillinn viðgerður með skurðaðgerð.

Hægt er að meta hvort fistill hefur lokast með litunarprófi með inntöku á bláu metýlen sem kemur fram á húðinni ef fistillinn er ekki gróinn. Einnig er hægt að greina það í ómun eða speglun.

**Lykt og bragðskyn eftir barkakýlisbrottnám**

Barkakýlislausir geta átt í erfiðleikum með að finna lykt. Það gerist þrátt fyrir að í skurðaðgerð sé ekkert átt við taugar sem tengjast lyktar- og þefskyni sem haldast ósnortnar. Ástæðan er að það sem breytist er leið loftflæðis við innöndun. Lyktarskynið byggir á því að innöndunarloft komist í snertingu við taugaenda í nefinu sem gerir okkur kleift að greina lykt og bragð. Áður en barkakýlið var fjarlægt streymdi innöndunarloftið gegnum nef og munn á leið sinni ofan í lungun, en eftir aðgerð fer það gegnum stóma á hálsinum.

Þar sem loftflæði er ekki lengur gegnum nef skynja barkakýlislausir það sem lyktartap enda hefur það áhrif á bragðskynið sem er nátengt lyktarskyni. Hægt er að endurheimta eitthvað af fyrri getu til að finna lykt með sérstakri geisptækni. Aðferðin dregur nafnið af því að aðferðin og hreyfingarnar svipa til þess sem notað er þegar reynt er að geispa með lokaðan munn. Hröð hreyfing á neðri kjálka og tungu niður á við í munni, með varirnar lokaðar, myndar vægt lofttæmi og þrýsting í nefgöngum sem dregur loft inn í þau og gerir kleift að greina hvaða lykt sem er í með þessu litla loftflæði. Til að kanna þetta er ágætt að hafa eitthvað ilmsterkt og bera það þétt upp að nefi meðan þetta er gert. Allir geta prófað þetta, einnig þeir sem ekki eru barkakýlislausir. Með æfingu er hægt að ná sama árangri með því að nota sérstakar tunguhreyfingar án þess að „geispa".

# 12 Kafli Verkjastjórnun - læknisfræðileg vandamál, mistök ofl.

**Læknisfræðileg vandamál í kjölfar geisla- og skurðaðgerða, verkjastjórnun, útbreiðsla krabbameins, vanstarfsemi skjaldkirtils, forvarnir gegn læknisfræðilegum mistökum.**

Í þessum kafla er fjallað um ýmis læknisfræðileg vandamál sem hafa áhrif á barkakýlislausa.

## Verkjastjórnun

Krabbameinssjúklingar og eftirlifendur krabbameina kvarta oft undan verkjum. Verkir geta verið merki um krabbamein og geta stundum leitt til greiningar þess. Þess vegna ætti ekki að hunsa verki þar sem þeir geta verið vísbending um að leita sér læknishjálpar. Verkir sem tengjast krabbameinum geta verið mismunandi bæði hvað varðar eymsli og styrk. Þetta geta verið stöðugir verkir, verkir með hléum, vægir verkir, í meðallagi eða svæsnir verkir. Verkjatilfinning er líka breytileg og getur verið aum, óþægileg eða stingandi.

Verkir geta stafað af æxlivexti sem þrýstist inn í aðliggjandi vefi og eyðileggur þá. Þegar æxlið stækkar getur það valdið sársauka þegar það þrýstir á taugar, bein eða önnur líffæri. Krabbamein í höfði og hálsi geta einnig valdið þynningu á slímhúð og útsett hana fyrir munnvatni og munnbakteríum. Krabbamein sem hefur breiðst út, eða tekið sig upp aftur, er enn líklegra til að valda verkjum.

Þá geta verkir stafað af krabbameinsmeðferð en lyfjameðferð, geislameðferð og skurðaðgerðir eru allt mögulegar orsakir verkja. Lyfjameðferð getur valdið niðurgangi, sárum í munni og taugaskemmdum. Geislun á höfði og hálsi getur valdið sársaukafullri og svíðandi tilfinningu á húð og í munni, vöðvastífleika og taugaskemmdum. Skurðaðgerð getur einnig verið sársaukafull og getur skilið eftir sig örkuml og ör sem tekur tíma að laga.

Krabbameinsverki er hægt að meðhöndla með ýmsum aðferðum. Ef mögulegt þá er best strax í upphafi að velja geislameðferð, lyfjameðferð eða skurðaðgerð, þannig að skilji eftir sig sem minnsta verki. Hins vegar, sé slíkt er ekki kostur, má nota ýmsar verkja meðferðir svo sem lyf, taugablokka, nálastungur, nudd, sjúkraþjálfun, hugleiðslu, slökun og jafnvel húmor. Sérfræðingar í verkjameðferð geta aðstoðað með slíkar meðferðir.

Verkjalyf geta verið í töfluformi, uppleysanlegar töflur, í æð, í vöðva, í endaþarm eða gegnum húðplástur. Lyfin eru ýmiskonar, geta verið verkjalyf (t.d. aspirín, asetamínófen), bólgueyðandi lyf sem ekki eru sterar (t.d. íbúprófen), væg verkjalyf (t.d. kódein) og sterk ópíóíða verkjalyf (t.d. morfín, oxýkódon, hýdrómorfón, fentanýl, metadón).

Stundum fá sjúklingar ekki fullnægjandi meðferð við krabbameinsverkjum. Ástæður geta verið tregða lækna að spyrjast fyrir um verki eða bjóða meðferð, tregðu sjúklinga til að tala um verki sína og sársauka af ótta við fordóma, lyfjafíkn og aukaverkanir.

Meðhöndlun verkja getur aukið vellíðan sjúklings og létt á þeim sem annast þá. Hvetja skyldi sjúklinga til að ræða við sitt heilbrigðisfólk um verki og leita sér meðferðar. Mat sérhæfðs verkjalæknis gæti verið gagnlegt. Allar helstu krabbameinsdeildir í vestrænum ríkjum gera áætlanir um verkjastjórnun fyrir sjúklinga sína.

**Einkenni og vísbendingar um endurkomu eða nýtt höfuð- og hálskrabbamein**

Flestir einstaklingar með krabbamein í höfði og hálsi gangast undir læknis- og skurðaðgerð þar sem krabbameinið er fjarlægt og því eytt. Hins vegar er alltaf möguleiki á að það komi aftur. Árverkni er nauðsynleg til að greina endurkomu krabbameins eða möguleg ný frumæxli. Mikilvægt er að þekkja einkenni krabbameins í barkakýli og öðrum tegundum höfuð- og hálskrabbameins svo hægt sé að greina þau á frumstigi. Þau eru:

- Blóðugur hráki
- Blæðing frá nefi, hálsi, munni
- Hnútur í hálsi, eða utan háls
- Hnútar eða hvítir, rauðir eða dökkir blettir inni í munni
- Óeðllega hljómandi öndun eða erfið öndun
- Langvarandi hósti
- Breytingar á rödd (þar á meðal hæsi)
- Hálsverkur eða þroti
- Erfiðleikar við að tyggja, kyngja eða hreyfa tunguna
- Þykknun á kinn(um)
- Verkur í kringum tennur, eða tannlos
- Sár í munni sem grær ekki eða stækkar
- Dofi í tungu eða annars staðar í munni
- Viðvarandi verkur í munni, hálsi eða eyru
- Andfýla
- Þyngdartap

Einstaklingar með þessi einkenni ættu að fara í skoðun hjá háls- nef og eyrnalækni eins fljótt og auðið er.

**Krabbamein í höfði og hálsi**

Krabbamein í barkakýli geta líkt og önnur höfuð- og hálskrabbamein breiðst út í lungu og lifur. Hættan á útbreiðslu er meiri í stærri æxlum og í æxlum sem greinast seint. Meiri hætta á útbreiðslu er fyrstu fimm árin og sérstaklega fyrstu tvö árin eftir að krabbameinið kemur fram. Ef staðbundnir eitlar sýna ekki merki um krabbamein er hættan minni.

Þeir sem einhvern tíma áður voru með krabbamein eru líklegri til að fá ýmsar tegundir illkynja sjúkdóma sem ekki tengjast krabbameini í höfði og hálsi. Þegar fólk eldist þróar það oft með sér ýmis önnur læknisfræðileg vandamál sem krefjast meðferðar svo sem háþrýsting og sykursýki. Öllum er því mikilvægt að huga að eigin heilsu og rækta líkama sinn með fullnægjandi næringu, tannheilsu, hreyfingu og andlegri heilsu og fara reglulega í læknisskoðun. Auðvitað þurfa þeir sem lifa af krabbamein í höfði og hálsi, rétt eins og allir aðrir, einnig að fylgjast með öllum öðrum tegundum krabbameina. Slíkt er tiltölulega auðvelt með reglulegu eftirliti við brjósta-, legháls-, blöðruhálskirtils- og ristilskoðunum auk skoðana vegna húðkrabbameina.

**Skjaldvakabrestur - Lágt skjaldkirtilshormón og meðferð**

Flestir barkakýlislausir eru með skjaldvakabrest, sem er minnkað magn skjaldkirtilshormóna og orsakar vanstarf í skjaldkirtli. Þeir ættu að vera í reglulegu eftirliti læknis og láta mæla skjaldkirtilshormónin reglulega. Einfalt er að bæta vanvirkan skjaldkirtil með tilbúnu skjaldkirtilshormóni í töfluformi (Thyroxine) og þar sem sjúkdómurinn er yfirleitt óafturkræfur, er meðferðin nær alltaf ævilöng.

Skjaldkirtillinn er neðarlega á framanverðum hálsi. Hann er einn af innkirtlum líkamans sem framleiða hormón, öðru nafni vaka, sem ferðast í blóðrásinni og tengjast viðtökum á frumum í fjölmörgum líffærum. Skjaldkirtilshormónin (TSH) eru tvö, T4 (týroxín) og T3 (þríjóð ótýronín). T4 brotnar í líkamanum niður í T3 sem er hið virka hormón.

Skjaldkirtilshormón stjórna efnaskiptum líkamans, þar á meðal varmamyndun og tryggja í raun eðlilega starfsemi flestra líffæra, ekki síst heila, hjarta og vöðva. Mikilvægi skjaldkirtilshormóna því verulegt.

Skjaldvakabrestur verður ef kirtillinn framleiðir ekki skjaldkirtilshormón í nægjanlegu magni til að mæta þörfum líkamans.

Flestir barkakýlislausir eru með skjaldvakabrest vegna áhrifa geislunar og fjarlægingu hluta eða alls skjaldkirtils við barkakýlisbrottnám.

Einkenni skjaldvakabrests eru mismunandi. Sumir hafa engin einkenni meðan aðrir hafa svæsin, eða sjaldan lífshættuleg, einkenni. Einkenni skjaldvakabrests eru ósértæk og lúmsk því þau líkjast mörgum eðlilegum breytingum sem fylgja öldrun.

**Almenn einkenni** - Skjaldkirtilshormón örva efnaskipti líkamans. Flest einkenni skjaldvakabrests má rekja til að hægist á efnaskiptaferli líkamans. Einkennin eru þreyta, síþreita, slen, þyngdaraukning og óþol fyrir kulda.

**Húð** - Minnkuð svitamyndun, þurr og þykk húð, gróft eða þunnt hár, hvarf augabrúna og stökkar neglur.

**Augu** - Væg bólga í kringum augun

**Hjarta og æðakerfi** - Hægir á hjartslætti og dregur úr samdrætti og heildarvirkni. Þetta getur valdið þreytu og mæði við æfingar. Skjaldvakabrestur getur einnig valdið vægum háþrýstingi og hækkað kólesterólmagn.

**Öndunarfæri** - Öndunarvöðvar geta veikst og lungnastarfsemi minnkað. Einkenni eru þreyta, mæði við átök og minni geta til æfinga. Skjaldvakabrestur getur leitt til bólgu í tungu, hæsi og kæfisvefns (þó ekki hjá barkakýlislausum).

**Meltingarfæri** – Hægir á aðgerðum í meltingarvegi sem veldur hægðatregðu.

**Æxlunarkerfi** - Óreglur í tíðahring, allt frá ótíðum eða sjaldgæfum blæðingum til mjög tíðra og þungra blæðinga.

Eins og áður segir má bæta vanvirkan skjalkirtil með tilbúnu skjaldkirtilshormóni í töfluformi (Thyroxine). Sjúkdómurinn er yfirleitt óafturkræfur og meðferðin nær alltaf ævilöng. Lyfið á að taka á fastandi maga ásamt fullu glasl af vatni þrjátíu mínútum áður en borðað er, helst fyrir morgunmat eða á svipuðum tíma dags. Ástæðan er að matur sem inniheldur mikla fitu (til dæmis egg, beikon, ristað brauð, steiktar kartöflur og mjólk) getur dregið úr upptöku þýroxíns um fjörutíu prósent.

Nokkrar samsetningar af tilbúnu þýroxíni eru fáanlegar en skiptar skoðanir eru um svipaða verkun. Árið 2004 samþykkti Matvæla- og lyfjaeftirlit Bandaríkjanna (FDA) samheitalyf í stað frumlyfja eða vörumerkjavarinna lyfja í þessum lyfjaflokki. Fjölmörg samtök lækna og sjúklinga þar á meðal American Thyroid Association, Endocrine Society og American Association of Clinical Endocrinologists mótmæltu þessari ákvörðun FDA og mæltu með því að sjúklingar yrðu áfram meðhöndlaðir með sama vörumerki. Ef sjúklingar þurfa að skipta um vörumerki, eða nota almenn samheitalyf þarf að mæla og athuga skjaldkirtilsörvandi hormón í sermi, sex vikum síðar.

Það getur verið óljós munur á lyfjaskammti í tilbúnum þýroxín-samsetningum og betra að nota eina samsetningu ef mögulegt. Ef breyta þarf skammti þarf að fylgjast með magni hormóna (TSH) og stundum einnig magni óbundins týroxíns (T4) í sermi, til að ákvarða hvort skammta aðlögun sé nauðsynleg. Algengar skammtastærðir í tilbúnum þýroxín samsetningu eru 50 Micron og 100 Micron.

Eftir að þýroxín meðferð er hafin skal endurmeta sjúklinginn og mæla TSH í sermi eftir þrjár til sex vikur og aðlaga skammtinn ef þörf krefur. Einkenni skjaldvakabrests byrja almennt að hverfa eftir tveggja til þriggja vikna uppbótarmeðferð og getur tekið að minnsta kosti sex vikur að hverfa.

Ef þarf þá má auka þýroxínskammt ef einkenni eru viðvarandi og há sermisþéttni TSH. Það tekur um sex vikur þar til stöðugu hormónaástandi er náð eftir að meðferð er hafin, eða skammti breytt.

Þessu ferli, að auka hormónaskammtinn á þriggja til sex vikna fresti, er haldið áfram byggt á reglubundnum mælingum á TSH þar til það fer aftur í eðlilegt horf (frá ca. 0,5 til 5,0 mU/L). Þegar því marki er náð þarf reglubundið eftirlit.

Eftir að réttur viðhaldsskammtur er fundinn skal skoða sjúkling og mæla TSH í sermi einu sinni á ári, eða oftar, ef óeðlileg niðurstaða eða breyting verður á ástandi. Mögulega þarf að breyta skömmtum þegar sjúklingar eldast eða við þyngdarbreytingar.

**Læknamistök – hvernig koma má í veg fyrir mistök**

Læknamistök eða mistök í heilbrigðiskerfinu eru mjög algeng. Sökum þeirra eykst kostnaður við læknishjálp en auk þess hefur slíkt áhrif á sjúkrahúsdvöl sjúklinga, veikindi og dánartíðni, að ekki sé minnst á málsóknir vegna vanrækslu.

Dr. Itzhak Brooks læknir og sérfræðingur í smitsjúkdómalækningum, höfundur þessarar handbókar, hefur lýst persónulegri reynslu í starfi sem hann hefur orðið áskynja um læknamistök og mistök í aðgerðum og birt er á vefsíðu: https://www.disabled-world.com/disability/publications/neck-cancer-patient.php

Besta leiðin til að koma í veg fyrir læknamistök er ef sjúklingurinn sé sinn eigin málsvari eða eftirláti það hlutverk fjölskyldumeðlim eða vin.

Hægt er að draga úr læknamistökum með því að:

- Að vera vel upplýstur og hika ekki við að skora á og biðja um skýringar
- Að verða sérfræðingur í eigin sjúkdómi
- Að hafa fjölskyldu eða vini með sér á sjúkrahúsi eða læknastofu
- Að fá annað læknisálit
- Að upplýsa og fræða lækna um eigið ástand og þarfir (fyrir og eftir aðgerð)

Vitneskja sjúklinga um þá staðreynd að læknamistök geti átt sér stað veikja traust þeirra á því heilbrigðisstarfsfólki sem sinnir þeim. Viðurkenning heilbrigðisveitenda á ábyrgð sinni og að læknamistök geti átt sér stað getur brúað þetta bil og endurvakið glatað traust milli þeirra og sjúklings, sé um slíkt að ræða. Þegar slíkt samtal hefur átt sér stað er kominn grundvöllur til að ræða og upplýsa um orsakir og aðstæður sem leiddu til mistaka og þannig stuðlað að því að koma í veg fyrir að svipuð mistök endurtaki sig. Með opinskárri umræðu geta veitendur heilbrigðisþjónustu fullvissað sjúklinga um að þeir taki málið alvarlega og að ráðstafanir séu gerðar til að gera sjúkrahúsdvöl þeirra öruggari.

Að ræða ekki mistök við sjúkling og aðstandendur, eykur kvíða sjúklings, gremju og reiði og truflar þannig bata. Auðvitað getur slík reiði síðan leitt til málaferla vegna ætlaðra læknamistaka.

Aukin árvekni innan læknasamfélagsins getur dregið úr mistökum. Augljóslega ætti að reyna að koma í veg fyrir læknamistök eins og mögulegt er. Að hunsa þau getur aðeins leitt til endurtekninga þeirra. Stefna stofnana ætti að styðja og hvetja heilbrigðisstarfsfólk til að upplýsa um óvænt atvik. Aukin hreinskilni og heiðarleiki í kjölfar óvæntra atvika geta bætt samskipti sjúklings og heilbrigðisveitanda. Það er fyrirbyggjandi aðgerð sem hver stofnun og læknastofur geta innleitt. Það er afar mikilvægt að fræða sjúklinginn og aðstandendur hans um ástand sjúklingsins og meðferðaráætlun. Læknar geta betur afstýrt eða komið í veg fyrir mistök sjái þeir fyrir möguleg frávik frá fyrirhugaðri meðferð.

Nokkrar aðgerðir sem heilbrigðistofnun getur sett sér gæti komið í veg fyrir óvænt læknisfræðileg atvik:

- Innleiða betri og samræmda þjálfun heilbrigðisstarfsfólks
- Fylgja viðurkenndum stöðlum varðandi umönnun sjúklinga
- Framkvæma reglulega endurskoðun gagna til að greina og leiðrétta frávik
- Ráða aðeins vel menntað og þjálfað heilbrigðisstarfsfólk
- Ráðleggja, áminna og fræða starfsfólk sem gerir mistök og vísa þeim frá störfum sem halda áfram uppteknum hætti.

- Þróa og fylgja nákvæmlega settum verklagsreglum, koma á samskiptareglum og gátlistum við rúm sjúklings fyrir öll inngrip.
- Auka eftirlit og samskipti meðal heilbrigðisstarfsmanna.
- Rannsaka öll frávik og grípa til aðgerða til að koma í veg fyrir þau.
- Fræða og upplýsa sjúkling og þá sem annast hann um ástand sjúklings og meðferðaráætlanir.
- Fá fjölskyldumeðlim og eða vin til að vera málsvara fyrir sjúkling og tryggja að veitt sé viðeigandi umsjón.
- Bregðast við kvörtunum sjúklings og fjölskyldu, viðurkenna ábyrgð ef við á, ræða kvartanir við fjölskyldu og starfsfólk, grípa til aðgerða til að koma í veg fyrir frávik.

# 13 Kafli Forvarnir og fyrirbyggjandi umönnun

## Forvarnir og fyrirbyggjandi umönnun, eftirfylgni, bólusetningar, forðast reykingar

Fyrirbyggjandi læknis- og tannlæknaþjónusta er nauðsynleg sjúklingum með krabbamein. Margir einstaklingar með krabbamein einblína eingöngu á krabbameinið og vanrækja eða sinna ekki öðrum mikilvægum læknisfræðilegum vandamálum sínum. Vanræksla getur leitt til alvarlegra afleiðinga sem geta haft áhrif á vellíðan og langlífi.

Mikilvægar fyrirbyggjandi aðgerðir fyrir barkakýlislausa og sjúklinga með höfuð- og hálskrabbamein eru:

- Rétt tannhirða
- Reglubundið eftirlit hjá heimilislækni og tannlækni
- Reglubundið eftirlit hjá háls- nef og eyrnalækni
- Viðeigandi bólusetningar
- Hætta að reykja
- Viðhalda fullnægjandi næringu líkamans
- Árverkni fyrir eigin heilsu og líkama, gæta hreinlætis við líkamlega umhirðu og nota rétta tækni t.d. dauðhreinsað vatn við umhirðu stóma.

Fjallað er um reglubundið tanneftirlit og fyrirbyggjandi umhirðu í kafla 14, rétta tækni við umhirðu stóma í kafla 8 og næringu í kafla 11.

## Reglubundið eftirlit hjá heimilislækni, lyflækni og sérfræðilæknum

Mikilvægt er að mæta reglulega í læknisnefnitirlit sérfræðinga þar á meðal háls- nef og eyrnalækna, geislakrabbameinslækna (ef geislameðferð) og krabbameinslækna (ef krabbameinslyfjameðferð). Eftir því sem tíminn líður frá fyrstu greiningu, meðferð og skurðaðgerð, dregur smám saman úr tíðni eftirlits. Flestir háls- nef og eyrnalæknar mæla með mánaðarlegu eftirliti fyrsta árið eftir greiningu eða aðgerð og sjaldnar eftir það, allt eftir ástandi sjúklings. Hvetja skal sjúklinga til að hafa samband við lækni þegar ný einkenni koma fram.

Reglulegt eftirlit tryggir að tekið sé eftir öllum breytingum á heilsu og að hvenær sem nýtt vandamál kemur upp sé tekið á því og það meðhöndlað. Læknirinn mun framkvæma vandlega skoðun til að greina endurkomu krabbameins. Skoðun felur í sér almenna skoðun á öllum líkamanum og sértæka skoðun á hálsi, koki og stóma. Skoðun á efri öndunarvegi er framkvæmd með ómskoðun (endoscope) eða sjónskoðun með litlum spegli með löngu handfangi til að athuga hvort eitthvað óeðlilegt sé til staðar. Einnig er hægt að framkvæma röntgenrannsóknir og aðrar rannsóknir eftir þörfum.

Þá er líka mikilvægt að vera einnig í eftirliti hjá lyflækni eða heimilislækni, sem og tannlækni, til að meðhöndla önnur læknisfræðileg atriði.

**Inflúensubólusetningar**

Mikilvægt er fyrir barkakýlislausa að fara í bólusetningu gegn inflúensu, óháð aldri. Erfiðara getur verið að meðhöndla inflúensuna fyrir barkakýlislausa og því er bólusetning mikilvægt forvarnartæki.

Það eru tvær tegundir af inflúensubóluefni. Bóluefni með sprautu fyrir alla aldurshópa eða innöndunarbóluefni (lifandi vírus) gefið einstaklingum með óskert ónæmiskerfi og yngri en fimmtíu ára.

Bóluefni eru meðal annars:

1. Flensusprautan - óvirkt bóluefni (inniheldur dauða veiru) venjulega sprautað með nál í handlegginn. Flensusprautan er viðurkennd fyrir einstaklinga eldri en sex mánaða, þar á meðal heilbrigða einstaklinga og þá sem eru með langvarandi sjúkdóma.
2. Nefúða -innflúensubóluefni. Notað er veiklað lifandi bóluefni sem ekki veldur inflúensu, en góðu ónæmissvari. Efnið er í nefúða og er sársaukalaust (stundum kallað LAIV fyrir „Live Attenuated Influenza Vaccine" eða FluMist®). Efnið er samþykkt til notkunar hjá heilbrigðum einstaklingum á aldrinum 2 - 49 ára (að undanskildum þunguðum konum).

Nýtt bóluefni gegn inflúensu er útbúið fyrir hvert nýtt tímabil. Þó svo einstakir stofnar sem valda inflúensu séu ófyrirsjáanlegir, er líklegt að stofnar sem valda veikindum í einum heimshluta muni einnig valda veikindum í öðrum. Sá sem er barkakýlislaus ætti að ráðfæra sig við sinn lækni áður en ákvörðun er tekin um bólusetninguna til að ganga úr skugga um hvort eitthvað sé í vegi fyrir því að láta bólusetja sig (t.d. ef viðkomandi er með eggjaofnæmi).

Einfaldast er að nota skyndipróf á nefseytingu til að greina inflúensu. Þar sem barkakýlislausir eru ekki með tengingu milli nefs og lungna er ráðlegt að taka sýni úr nefseytingu og barkaslími (með því að nota viðeigandi greiningarpróf ætlað fyrir slíka prófun). Upplýsingar um þessi greiningarpróf má finna á vefsíðu Center of Disease Control https://www.cdc.gov/flu/professionals/diagnosis/rapidlab.htm

Einn kostur við að vera barkakýlislaus er að viðkomandi fær almennt færri sýkingar af völdum öndunarfæraveira. Það er vegna þess að kvef- vírusar smita venjulega fyrst nef og háls og þaðan ferðast þeir svo inn í líkamann þar á meðal til lungna. Sökum þess að barkakýlislausir anda ekki í gegnum nefið eru kvefveirur ólíklegri til að smita þá.

Mælt er með því að barkakýlislausir fái árlega bólusetningu gegn inflúensuveirum, vera ávallt með HME rakafilter til að sía loftið sem kemst í lungun, gæta að hreinlæti áður en þeir snerta stóma eða rakafilter og þvo sér um hendur áður en þeir matast. Hægt er að fá sérstaka rakafiltera með rafstöðueiginleika sem sía mögulega sýkla og draga úr næmi fyrir öndunarfærasýkingum (HME Atos Micron - Provox).

Hægt er að smitast óbeint af innflúensuveiru við snertingu á hlutum. Barkakýlislausir sem nota electrolarynx- rafraddgerfil eða þrýsta fingri á HME rakafilter til að tala, geta verið í aukinni hættu á að veita veirunni aðgang beint í lungun. Handþvottur eða notkun húðhreinsandi efna getur komið í veg fyrir útbreiðslu veirunnar.

**Bólusetning gegn Pneumókokkasýkingu**

Pneumókokka baktería er ein helsta orsök lungnabólgu og æskilegt að barkakýlislausir og þeir sem anda gegnum stóma á hálsi séu bólusettir. Í Bandaríkjunum eru tvær tegundir bóluefna gegn bakteríum sem valda pneumókokkasýkingum, pneumókokka samtengda bóluefnið Prevnar 13 (PCV13) og pneumókokka fjölsykru bóluefnið Pneumovax (PPV23).

Mælt er með því að ráðfæra sig við lækni um bólusetningu gegn Pneumókokka sýkingu.

Sóttvarnalæknir skipuleggur og samræmir sóttvarnir og bólusetningar á landsvísu og gefur út leiðbeiningar um viðbragð við farsóttum, sjá:

https://island.is/s/landlaeknir/sottvarnir-og-smitsjukdomar

**Forðast reykingar og áfengi**

Einstaklingar með krabbamein í höfði og hálsi ættu að fá ráðgjöf um mikilvægi þess að hætta að reykja. Reykingar einar og sér eru stór áhættuþáttur fyrir krabbameini í höfði og hálsi og hættan á krabbameini eykst enn frekar með áfengisneyslu. Reykingar geta einnig haft áhrif á bathorfur krabbameins. Sjúklingar með krabbamein í barkakýli sem halda áfram að reykja tóbak og drekka áfengi eru ólíklegri til að læknast og líklegri til að fá annað æxli. Sé reykingum haldið áfram meðan á geislameðferð stendur og eftir meðferð getur slíkt aukið alvarleika slímhúðarviðbragða, versnandi munnþurrk (xerostomia) og dregið úr batalíkum viðkomandi sjúklings.

Áfengis- og tóbaksneysla dregur úr virkni meðferðar við barkakýliskrabbameini. Sjúklingar sem halda áfram að reykja á meðan þeir fá geislameðferð hafa skemmri langtímalifun en þeir sem reykja ekki.

# 14 Kafli Tannheilsa

**Í þessum kafla er fjallað um tannheilsu og súrefnismeðferð með háþrýstingi**

Vandamál tengd tannheilsu geta verið krefjandi fyrir barkakýlislausa sökum langtímaáhrifa geislameðferðar. Tannvernd felst í að borða hollan mat, góðri munnhirðu og reglulegu eftirliti tannlæknis. Tannvernd getur komið í veg fyrir mörg vandamál.

## Tannheilsa

Vandamál tengd tannheilsu eru algeng hjá þeim sem fá geislameðferð á höfði og hálsi.

Geislunaráhrif eru meðal annars:

- Minnkað blóðflæði til kjálka- og kjálkabeina
- Minnkuð munnvatnsframleiðsla ásamt breytingum í efnasamsetningu þess
- Breytingar á bakteríum í munni

Vegna breytinga af völdum geisla geta tannskemmdir, tannholdsbólgur og eymsli, orðið sérstaklega erfið. Hægt er að draga úr áhrifum með góðri umhirðu munns og tanna með því að bursta tennur reglulega, hreinsa, skola og nota flúor tannkrem eftir hverja máltíð. Mælt er með því að nota flúorblandaðar efnablöndur þ.e. munnskol til að skola munninn og gorgla eða bera á góminn til að fyrirbyggja tannskemmdir. Einnig er mikilvægt að viðhalda líkamsvökva og nota munnvatnsuppbót ef þörf krefur.

Æskilegt er að sjúklingar sem fá geislameðferð á höfði og hálsi fái tíma og skoðun hjá tannlækni til ítarlegrar munnskoðunar nokkrum vikum áður en geislameðferð er hafin. Eftir það er mælt með reglubundnum skoðunum hjá tannlækni á árs- eða hálfsárs fresti það sem eftir er. Einnig er mikilvægt að fá reglulega tannhreinsun.

Sökum þess að geislameðferð breytir blóðflæði til kjálka- og kjálkabeina geta sjúklingar átt á hættu að fá beindrep (beingeisladrep) á þeim stöðum sem geislaðir eru. Tanndráttur og tannskemmdir á geisluðu svæði geta leitt til þróunar beingeisladreps. Sjúklingar sem þurfa tanndrátt ættu að upplýsa tannlækni um fyrri geislameðferð. Koma má í veg fyrir beindrep með súrefnisháþrýstimeðferð (HBO) fyrir og eftir tannviðgerð eða tanndrátt. Mælt er með þessari meðferð ef viðkomandi tönn er á svæði sem hefur orðið fyrir mikilli geislun. Til að ákvarða hvort slíkt sé nauðsynlegt getur verið gagnlegt að hafa samband við geislakrabbameinslækni sem veitti geislameðferðina.

Markvissar fyrirbyggjandi sjúkdómsmeðferðir geta dregið úr hættu á tannvandamálum sem gætu leitt til beindreps. Sérstakar flúormeðferðir geta við slík vandamál ásamt því að bursta, nota tannþráð og láta sérfræðinga hreinsa tennurnar reglulega.

Mælt er með reglulegri tannhirðu og hreinsun alla æfi:

- Nota tannbursta, tannkrem og tannþráð kvölds og morgna. Tannþráður er mjög mikilvægt hjálpartæki við tannhirðu og án hans myndast tannsteinn sem síðar getur valdið tannholdsbólgum. Nota tannþráð á hverja tönn. Bursta tunguna með tungubursta eða mjúkum tannbursta einu sinni á dag
- Skola daglega munninn með matarsóda. Matarsódi hjálpar til við að hlutleysa munninn. Skolið er búið til með einni teskeið af matarsóda og bætt við 350 ml af vatni. Skolið má síðan nota allan daginn.
- Nota flúor sem ætlað er fyrir daglega notkun til að bera á tennur. Slíkt er fáanlegt í verslunum en einnig er hægt að fá tannlækni til að sérsmíða góm fyrir efnið. Efnið er látið vera á tönnunum í tíu mínútur. Ekki ætti að skola, drekka eða borða í þrjátíu mínútur eftir að flúor hefur verið borið á tennurnar.

Bakflæði er mjög algengt hjá þeim sem hafa farið í barkakýlisbrottnám og getur orsakað tannátu (sérstaklega í neðri kjálka) og að lokum tanntap.

Hægt er að draga úr skaðlegum áhrifum bakflæðis með því að:

- Að taka sýruminnkandi lyf
- Borða lítið magn af mat og vökva í hvert skipti
- Að liggja ekki skömmu eftir máltíð
- Ef viðkomandi liggur skal lyfta efri hluta líkamans með kodda upp í 45 gráður

**Súrefnismeðferð með háþrýstingi**

Súrefnismeðferð eða háþrýstingssúrefnismeðferð (HBO) felur í sér að anda að sér hreinu súrefni í þrýstirými. Súrefnismeðferð með háþrýstingi (HBO) er læknismeðferð notuð til að meðhöndla mismunandi sjúkdóma. Í bráðatilvikum vegna kafaraveiki og kolmonoxíðeitrun, en einnig til meðferðar á skaða af völdum geisla svo sem langvarandi sár, vefjameiðsl, brunasár, húðígræðslur í hættu á vefjadauða, alvarlegu blóðleysi og drep í beinum svo eitthvað sé nefnt.

Meðferðin er veitt í þrýstiklefa m.a. á Landspítala. Í HBO meðferð er hægt að auka súrefnismettun í vefjum í allt að 10 sinnum hærri gildi en þegar lofti er andað að sér við eðlilegan loftþrýsting. Í HBO meðferðarklefa er loftþrýstingurinn hækkaður allt að þrisvar sinnum hærra en venjulegur loftþrýstingur. Við þessar aðstæður geta lungun safnað miklu meira súrefni við innöndun en hægt er við venjulegan loftþrýsting.

Blóðið flytur súrefnið um allan líkamann og örvar losun efna sem kallast vaxtarþættir stofnfruma sem stuðla að lækningu. Þegar vefur er laskaður þarf hann enn meira súrefni til að lifa af. HBO meðferð eykur magn súrefnis í blóði og getur tímabundið endurheimt eðlilegt magn blóðlofttegunda og starfsemi vefja. Þetta stuðlar að lækningu og getu vefjanna til að berjast gegn sýkingum.

HBO meðferð er almennt örugg og fylgikvillar eru sjaldgæfir. Fylgikvillar geta verið tímabundin nærsýni, áverkar á mið- og innra eyra (vökvi sem lekur og hljóðhimna sem gæti rofnað við aukinn loftþrýsting), líffæraskemmdir af völdum loftþrýstingsbreytinga (barotrauma) og flog sem afleiðing súrefniseitrunar.

Hreint súrefni er eldfimt ef það er íkveikjugjafi, svo sem neisti eða logi. Því er bannað að fara með hluti inn í meðferðarherbergi HBO sem gætu kveikt eld (t.d. kveikjara eða rafhlöðuknúin tæki).

HBO meðferð er hægt að veita sem göngudeildarmeðferð og þarf ekki sjúkrahúsvist. Sjúklinga á sjúkrahúsi gæti þurft að flytja til og frá HBO meðferðarsvæðinu sé um er að ræða utanaðkomandi aðstöðu.

Meðferð í þrýstiklefa fer eftir ýmsu og getur verið framkvæmd fyrir einn eða fleiri

- Þrýstiklefi fyrir einn sjúkling þar sem sjúklingurinn liggur á bólstruðu borði sem rennur inn í gegnsæa tromlu.
- Þrýstiklefi sem rúmar nokkra, þar sem sjúklingarnir geta setið eða legið. Súrefni er veitt með maska eða súrefnishettu.

Meðan á HBO meðferð stendur getur aukinn loftþrýstingur myndað tímabundið hellu í eyrum svipað og að vera í flugvél eða í mikilli hæð. Því má létta með því að geispa.

Meðferðartími getur verið ein til tvær klukkustundir. HBO teymi fylgist með sjúklingnum allan tímann. Eftir meðferð getur sjúklingurinn fundið fyrir svima í nokkrar mínútur.

Til að skila árangri þarf HBO meðferð fleiri en eina lotu. Fjöldi lota sem þarf fer eftir læknisfræðilegu ástandi. Sumar aðstæður t.d. kolmónoxíðeitrun er hægt að meðhöndla í allt að þremur heimsóknum. Aðrar svo sem beingeisladrep eða sár sem ekki gróa, gætu þurft 25 til 30 meðferðir.

HBO súrefnismeðferð eina og sér má einnig nota á áhrifaríkan hátt við þunglyndi, blóðsegarek í slagæðum og alvarlegar kolmónoxíðeitranir. HBO meðferð má nota sem hluta af alhliða meðferðaráætlun en einnig í tengslum við viðbótarmeðferðir og lyf eins og hentar þörfum hvers og eins sjúklings.

# 15 Kafli Sálfræðileg vandamál og þunglyndi

**Þessi kafli fjalla um sálfræðileg vandamál, þunglyndi, sjálfsvíg, óvissu, að deila greiningu, aðstandendur og grundvöll stuðnings.**

Þeir sem lifa af krabbamein í höfuð og hálsi, þar með talið barkakýlislausir, standa frammi fyrir mörgum sálfræðilegum, félagslegum og persónulegum áskorunum. Þetta er fyrst og fremst vegna þess að krabbamein í höfði og hálsi og meðferð þess hefur áhrif á grunnþætti mannlegrar tilveru sem eru anda, að borða, að tjá sig og eiga félagsleg samskipti. Skilningur á þessum atriðum og meðhöndlun þeirra er ekki minna mikilvægt en að læknisfræðilegar áhyggjur krabbameinsins.

Þeir sem greinast með krabbamein upplifa margvíslegar tilfinningar sem geta breyst frá degi til dags, klukkustund til klukkustundar eða jafnvel mínútu til mínútu og geta valdið þungri sálrænni byrði.

Sumar þessara tilfinninga eru:

- Afneitun
- Reiði
- Ótti
- Streita
- Kvíði
- Þunglyndi
- Sorg
- Sektarkennd
- Einmanaleiki

Barkakýlislausir standa frammi fyrir sálrænum og félagslegaráskorunum svo sem:

- Þunglyndi
- Kvíði og ótti við að krabbameinið komi aftur
- Félagsleg einangrun
- Fíkniefnaneysla
- Skert líkamsmynd
- Kynhneigð
- Snúa aftur til vinnu
- Samskipti við maka, fjölskyldu, vini, vinnufélaga
- Efnahagsleg áhrif

**Að takast á við þunglyndi**

Margir þeirra sem greinast með krabbamein finna fyrir sorg eða þunglyndi. Þetta eru mjög eðlileg viðbrögð við alvarlegum veikindum. Eitt erfiðasta vandamál einstaklinga sem greinast með krabbamein og þeir standa frammi fyrir er þunglyndi. Þó svo almenn vitneskja og skilningur sé á því að þunglyndi fylgi krabbameinsgreiningu, gera félagslegir fordómar og neikvæð viðhorf gagnvart geðrænum vandamálum krabbameinsgreindum erfiðara að viðurkenna þunglyndi og leita sér aðstoðar.

Sum merki um þunglyndi eru:

- Tilfinning um vanmátt og vonleysi, eða að lífið hafi enga merkingu
- Enginn áhugi á að vera með fjölskyldu eða vinum
- Enginn áhugi á áhugamálum og athöfnum sem maður hafði áður gaman af
- Minnkuð á matarlyst, eða enginn áhugi á mat
- Að gráta löngum stundum, eða oft á dag
- Svefnvandamál, annað hvort of mikill svefn eða of lítill
- Breytingar á orkustigi
- Sjálfsvígshugsanir, þar á meðal að gera áætlanir eða grípa til aðgerða til að drepa sjálfan sig, auk þess að hugsa oft um dauða og að deyja

Áskoranir daglegs lífs við að lifa án barkakýlis og í skugga krabbameins gera að verkum að enn erfiðara er að takast á við þunglyndi. Að vera ófær um eða eiga í erfiðleikum með að tala gerir enn erfiðara að tjá tilfinningar og getur leitt til einangrunar. Skurðaðgerð ein og sér nægir ekki til að taka á slíkum þáttum. Leggja ætti meiri áherslu á andlega líðan sjúklings eftir brottnám barkakýlis.

Að takast á við og sigrast á þunglyndi er mjög mikilvægt, ekki aðeins fyrir vellíðan sjúklingsins, heldur getur það einnig stuðlað að auðveldari bata, aukið möguleika viðkomandi á lengri lifun og vonandi fullkomnum bata. Það eru vaxandi vísindalegar vísbendingar um tengsl hugar og líkama. Þótt mörg þessara tengsla séu ekki enn skilin, er vel viðurkennt að hjá einstaklingum sem eru hvattir til bata og til að sýna jákvætt viðhorf, hraðar bataferli þeirra eftir alvarlega sjúkdóma. Þeir lifa lengur og stundum lifa þeir af, þvert á gríðarlegar líkur. Reyndar hefur verið sýnt fram á að þegar við hlægjum aukast náttúrulegar drápsfrumur, sömuleiðis T-frumur og B-frumur sem eru frumurnar sem berjast gegn sjúkdómum.

Að greinast með krabbamein kallar óhjákvæmilega á neikvæðar tilfinningar - ótta, reiði, kvíða, gremju, örvæntingu og sorg – allt tilfinningar sem geta bælt ónæmiskerfið. Erfitt er að koma í veg fyrir þessar neikvæðu tilfinningar. Eitt ráð er að viðurkenna þessar tilfinningar og neita að festast í þeim. Blóðrannsóknir hafa sýnt betri ónæmisstarfsemi meðal þeirra sem treysta eigin tilfinningum. Að eiga náinn hóp stuðningsvina eða einfaldlega að hitta aðra í stuðningshóp einu sinni í viku getur aukið líkur á bata. Að æfa hugleiðslu og jákvæða sýn styður ónæmiskerfið og stuðlar að lækningu. Til er heilmikið af leiðbeinandi efni og slökunar myndböndum.

Krabbamein er hrikalegur sjúkdómur fyrir sjúklinga og fjölskyldur þeirra og jafnvel enn frekar því enn hafa ekki verið þróuð lyf til lækningar flestra tegunda krabbameina. Þegar krabbamein greinist er of seint að koma í veg fyrir það og sé það greint á seinni stigum er hættan á útbreiðslu mikil og líkur á fullkominni lækningu minnkar verulega.

Þegar sjúklingur fær þessar slæmu fréttir streyma margvíslegar tilfinninga gegnum huga viðkomandi. Af hverju ég? Getur þetta verið satt? Þunglyndi eru hluti eðlilegra viðbragða og er okkar aðferð til að takast á við mótlæti. Flestir ganga í gegnum nokkur stig til að takast á við nýjar og erfiðar aðstæður á borð við það að missa barkakýlið. Í fyrstu lendir viðkomandi í afneitun og einangrun, síðan reiði og í kjölfarið þunglyndi og loks samþykki.

Sumir festast á ákveðnu stigi eins og þunglyndi eða reiði. Það er mikilvægt að halda áfram og komast á lokastig viðurkenningar og vonar. Þess vegna er fagleg aðstoð, en líka skilningur og aðstoð fjölskyldu og vina, afar mikilvæg.

Sjúklingar þurfa að horfast í augu við mögulegan dauða, stundum í fyrsta skipti á ævinni. Þeir eru neyddir til að takast á við veikindin strax og þær langtíma afleiðingar sem veikindin valda. Hversu þversagnakennt sem það kann að virðast þá getur þunglyndi sem fylgir því að hafa greinst með krabbamein hjálpað sjúklingnum og gert honum kleift að sætta sig við nýjan veruleika. Sú tilfinning „að láta sér standa á sama um allt", gerir sjúklingnum auðveldara að lifa með óvissa framtíð. En þó slíkar tilfinningar geti hjálpað tímabundið getur slíkt viðbragð til lengdar komið í veg fyrir að leitað sé viðeigandi aðstoðar og sé ekkert gert, leitt til ört hnignandi lífsgæða hjá viðkomandi sjúklingi.

**Að sigrast á þunglyndi**

Vonandi finnur sjúklingurinn styrk til að berjast gegn þunglyndi. Skömmu eftir barkakýlisbrottnám geta einstaklingar orðið uppteknir af nýjum veruleika og daglegum áskorunum. Þeir upplifa tíð sorgartímabil vegna margvíslegra missa sinna, þar með talinni rödd sinni og fyrra heilsufari. Þeir verða einnig að sætta sig við ýmis örkuml, þar á meðal að geta ekki talað „venjulega". Sumum kann að finnast þeir hafi val á milli þess að lúta í lægra haldi fyrir þunglyndi eða verða virkir þátttakendur í eigin lífi og snúa aftur til lífsins.

Löngun til að ná bata og sigrast á hindrunum getur orðið sá drifkraftur sem þarf til að snúa þessari þróun við. Þunglyndi getur komið upp aftur og krefst stöðugrar vinnu til að sigrast á því.

Nokkur ráð til að takast á við þunglyndi fyrir barkakýlislausa og krabbameinssjúklinga:

- Forðast vímuefnaneyslu
- Leita aðstoðar
- Útiloka læknisfræðilegar orsakir (s.s. skjaldvakabrest, aukaverkanir lyfja)
- Ákveða að verða virkur í daglegu lífi
- Lágmarka streitu
- Sýna öðrum fordæmi
- Snúa sér aftur til fyrri athafna
- Íhuga þunglyndislyf
- Leita stuðnings fjölskyldu, vina, fagfólks, samstarfsfólks, öðrum barkakýlislausum og stuðningshópum

Hér eru nokkrir punktar til að endurnýja andann:

- Finna sér tómstundir
- Byggja upp persónuleg tengsl
- Halda sér í formi og ástunda hreyfingu
- Félagsleg aðlögun með fjölskyldu og vinum
- Gerast sjálfboðaliði
- Finna sér markviss verkefni
- Hvíld

Stuðningur fjölskyldu og vina er afar mikilvægur. Félagsleg þátttaka og framlag til annarra getur einnig verið endurnærandi. Margur sækir styrk í að njóta, hafa samskipti og hafa áhrif á líf barna sinna og barnabarna. Að vera börnum sínum og barnabörnum fordæmi um að gefast ekki upp í mótlæti getur verið drifkraftur þess að vera virkur í eigin lífi og standast þunglyndi.

Áframhaldandi þátttaka í athöfnum sem þér líkaði fyrir aðgerð getur veitt samfelldan tilgang fyrir lífið. Þátttaka í stuðninghóp eða starfsemi með öðrum barkakýlislausum getur einnig orðið nýr grundvöllur stuðnings, ráðlegginga og vináttu.

Það er gagnlegt að leita aðstoðar geðheilbrigðisstarfsfólks svo sem félagsráðgjafa, sálfræðings eða geðlæknis. Mikilvægt er að hafa umhyggjusaman og hæfan lækni og talmeinafræðing sem veita reglubundið eftirlit. Þátttaka þeirra getur hjálpað sjúklingum að takast á við ný læknis- og talvandamál og stuðlað að vellíðan þeirra.

**Sjálfsvíg meðal þeirra sem fengið hafa krabbamein í höfuð og háls**

Sjálfsvígstíðni krabbameinssjúklinga er tvöfalt hærri en meðal almennings samkvæmt nýlegum rannsóknum í Bandaríkjunum. Þessar rannsóknir benda greinilega á brýna þörf á að viðurkenna og meðhöndla geðræn vandamál eins og þunglyndi og sjálfsvígshugsanir hjá sjúklingum.

Flestar rannsóknir hafa leitt í ljós háa tíðni þunglyndisraskana í tengslum við sjálfsvíg krabbameinssjúklinga. Hátt hlutfall af vangreindu vægu þunglyndi var til staðar hjá öldruðum krabbameinssjúklingum, oft vanmeðhöndlað. Margar rannsóknir sýndu að í helmingi allra sjálfsvíga meðal fólks með krabbamein var alvarlegt þunglyndi til staðar. Aðrir samverkandi þættir voru kvíði, tilfinningaröskun, sársauki, skortur á félagslegu stuðningsneti og uppgjöf.

Hlutfallsleg aukning á sjálfsvígshættu er mest fyrstu fimm árin eftir greiningu krabbameins og minnkar smám saman eftir það. Hins vegar er hættan enn aukin fimmtán árum eftir krabbameinsgreiningu. Hærri sjálfsvígstíðni meðal sjúklinga með krabbamein tengist því að vera karlmaður eða ógiftur. Hjá körlum kemur fram hærri tíðni sjálfsvíga með hækkandi aldri við greiningu krabbameins. Sjálfsvígstíðni er einnig hærri meðal sjúklinga með langt genginn sjúkdóm við greiningu.

Sjálfsvígstíðni var mismunandi eftir tegundum krabbameins. Hæsta tíðnin er meðal sjúklinga með krabbamein í lungum og berkjum, maga og höfði og hálsi, þar með talið munnholi, koki og barkakýli. Há tíðni þunglyndis eða vanlíðan er að finna meðal sjúklinga með þessar tegundir krabbameina. Hátt hlutfall þeirra sem þjást af þungyndi og eru með krabbameini í höfði og hálsi kann að skýrast af harkalegum og eyðileggjandi áhrifum sjúkdómsins á lífsgæði þeirra. Það er vegna þess hve þessi sjúkdómur og meðferð hans hefur áhrif á útlit og grunnþætti daglegs lífs eins og að tala, kyngja og anda.

Gera ætti markvissa greiningu fyrir þunglyndi hjá krabbameinssjúkum. Vísbendingar til að bera kennsl á þá sem eru í mögulegri sjálfsvígshættu eru vonleysi, vanlíðan, alvarlegur sársauki, tilvistarvandi og sjálfsvígshugsanir. Ráðgjöf geðheilbrigðisstarfsfólks og tilvísun til lækna getur komið í veg fyrir sjálfsvíg hjá krabbameinssjúklingum sem eru í hættu. Einnig þarf að ræða við sjúklinga sem eru í aukinni sjálfsvígshættu (og fjölskyldur þeirra) og draga úr aðgengi að því sem algengt er notað til að fremja sjálfsvíg.

**Að takast á við óvissa framtíð**

Þegar einhver greinist með krabbamein og jafnvel eftir árangursríka meðferð er samt erfitt og nærri ómögulegt að losa sig algjörlega við óttann um að krabbameinið komi aftur. Sumir eru betri en aðrir í að lifa með þessari óvissu. Þeir sem aðlagast vel verða hamingjusamari en þeir sem gera það ekki og halda áfram lífi sínu án mikilla breytinga.

Það sem gerir erfiðara að spá fyrir um framtíðarhorfur við greiningu krabbameina eru takmarkanir þeirra greiningartækja sem notuð eru, Jáeindaskannar, CT tölvusneiðmyndir og MRI segulómun greina yfirleitt aðeins krabbamein sem eru stærri en 2,5 cm. Læknar gætu því misst af forstigskrabbameini staðsettu þar sem erfitt er að sjá fyrir.

Sjúklingar verða því að sætta sig við þann raunveruleika að krabbameinið gæti komið aftur og að líkamsskoðun og árvekni sé besta leið þeirra til að fylgjast með því.

Það sem stundum hjálpar við að takast á við ný einkenni (nema það sé brýnt) er að bíða í nokkra daga áður en leitað er til læknis. Almennt hverfa meirihluti nýrra einkenna á stuttum tíma. Með tímanum læra flestir að örvænta ekki og nýta eigin reynslu, skynsemi og þekkingu til að skilja og þekkja einkennin.

Vonandi tekst sjúklingnum með tímanum að takast á við óvissa framtíð og læra að sætta sig við hana og lifa með henni og ná jafnvægi milli ótta og þess að sætta sig við orðin hlut.

Nokkrar tillögur um leiðir til að takast á við óvissa framtíð eru:

- Að skilja sig frá veikindunum
- Leggja áhersla á önnur áhugamál en krabbamein
- Þróa lífsstíl sem forðast streitu og stuðla að innri friði
- Vera í reglubundnu eftirlit læknis

**Að deila eigin krabbameinsgreiningu með öðrum**

Eftir að hafa greinst með krabbamein þarf viðkomandi að ákveða hvort eigi að deila upplýsingum með öðrum eða halda þeim útaf fyrir sig. Það eru ýmsar ástæður fyrir því ef einstaklingar velja að deila ekki þessum upplýsingum af ótta við höfnun, mismunun, fordómum og stimplun. Sumir vilja ekki sýna vanmátt né veikleika né finnast aðrir eigi að sýna sér vorkunn. Reyndin er, hvort sem það er viðurkennt eða ekki, þá eru þeir sem eru veikir, sérstaklega þeir sem eru með mögulega banvænan sjúkdóm, síður samkeppnishæfir í samfélaginu og oft mismunað viljandi eða óviljandi. Sumir sem greinast með krabbamein óttast að annars góðviljaðir og vingjarnlegir vinir og kunningjar muni fjarlægjast þá til að vernda sjálfa sig. Mögulega eru þeir ómeðvitað að vernda sig sjálfa því þeir líta á þetta sem óumflýjanlegan missi, eða einfaldlega vegna þess að þeir vita ekki hvað þeir eiga að segja eða hvernig þeir eiga að haga sér í návist viðkomandi.

Að halda sjúkdómsgreiningunni útaf fyrir sig getur orsakað tilfinningalega einangrun og aukna byrði þegar viðkomandi stendur frammi fyrir nýjum veruleika án stuðnings. Sumir deila greiningu með takmörkuðum fjölda fólks til að hlífa öðrum við tilfinningalegu áfalli. Að biðja annað fólk um að halda svona alvarlegu upplýsingum leyndum, dregur líka úr því að það fólk fái stuðning og aðstoð vegna eigin tilfinninga.

Erfitt getur verið að deila upplýsingum með fjölskyldu og vinum og best að setja fram á þann hátt sem hentar hæfni viðkomandi einstaklinga til að meðtaka. Betra er að hafa þessi samskipti maður á mann og leyfa hverjum og einum að spyrja spurninga og tjá tilfinningar sínar, ótta og áhyggjur. Það getur verið auðveldara að miðla þessum upplýsingum á bjartsýnan hátt og undirstrika þannig möguleika á bata. Það getur verið krefjandi að segja ungum börnum frá slíkum tíðindum og best gert í samræmi við getu þeirra til að meðtaka upplýsingarnar.

Eftir krabbameinsmeðferð á borð við barkakýlisbrottnám er ekki lengur hægt að dylja greininguna. Flestir sjá ekki eftir því að hafa verið búnir að deila greiningunni með öðrum. Þeir uppgötva almennt að vinir þeirra yfirgefa þá ekki og þeir fá stuðning og hvatningu sem hjálpar þeim í gegnum erfiða tíma.

Með því að koma hreint fram og deila sjúkdómsgreiningu sinni er einnig gefin yfirlýsing um að viðkomandi hvorki skammist sín né sé veikburða vegna veikinda sinna.

Barkakýlislausir er aðeins lítill hópur þeirra sem lifa af krabbamein. Þeir eru samt í sérstakri aðstöðu því vitnisburður þess að þeir hafi fengið krabbamein sést á hálsi og heyrist á rödd þeirra. Þeir geta ekki leynt því að þeir anda í gegnum stóma og tala með veikri og stundum vélrænni röddu. Tilvera þeirra er til vitnis um að gefandi og innihaldsríkt líf sé mögulegt, jafnvel þó viðkomandi hafi verið greindur með krabbamein.

**Umhyggja fyrir ástvini með krabbamein**

Að vera aðstandandi eða umönnunaraðili fyrir ástvin með alvarlegan sjúkdóm eins og krabbamein í höfði og hálsi er mjög erfitt og getur bæði verið líkamlega og tilfinningalega íþyngjandi. Það getur verið mjög erfitt að horfa upp á aðra þjást, sérstaklega ef það er lítið sem viðkomandi getur gert til að snúa veikindunum við. Umönnunaraðilar ættu samt sem áður að gera sér grein fyrir mikilvægi þess sem þeir gera, þó þeir fái litlar eða engar þakkir.

**Aðstandendur**

Aðstandendur óttast oft mögulegan dauða ástvinar og lífið án hans. Það getur verið mjög kvíðvænlegt og niðurdrepandi. Sumir takast á við það með afneitun. Þeir neita að samþykkja að um sé að ræða krabbamein og telja að veikindi ástvina þeirra séu í eðli sínu minna alvarleg.

Aðstandendur fórna oft eigin vellíðan við að koma til móts við þá sem þeir sjá um. Þeir þurfa oft að róa ótta ástvinar og styðja hann þrátt fyrir að verða oft sjálfir skotmark fyrir reiði, gremju og kvíða þeirra. Slík gremja getur verið enn ýktari hjá þeim sem eru með krabbamein í höfði og hálsi þar sem þeir eiga oft í erfiðleikum með að tjá sig munnlega. Aðstandendur bæla oft niður eigin tilfinningar og dylja þær til að koma hinum sjúka ekki í uppnám Slíkt getur orðið mjög erfitt og íþyngjandi.

Það er gagnlegt fyrir sjúkling og aðstandanda að tala opinskátt og heiðarlega hvert við annað og deila tilfinningum sínum, áhyggjum og væntingum. Þetta gæti verið erfiðara fyrir þá sem eiga erfitt með að tala. Sameiginleg fundur með heilbrigðisstarfsfólki ætti að stuðla að betri samskiptum og auðvelda sameiginlega ákvarðanatöku.

Því miður er líðan aðstandenda oft hunsuð þar sem öll athyglin beinist að hinum veika einstaklingi. Það er hins vegar mikilvægt að þarfir aðstandenda eða umönnunaraðila séu ekki hunsaðar og getur verið mjög gagnlegt fyrir aðstandanda að fá líkamlegan og andlegan stuðning frá vinum, fjölskyldu, stuðningshóp og geðheilbrigðisstarfsfólki. Fagleg ráðgjöf getur verið á einstaklings- eða stuðningshópsgrundvelli, eða sameiginleg með öðrum fjölskyldumeðlimum og eða sjúklingi. Aðstandendur ættu að finna sér tíma til að hlaða eigin rafhlöður. Að gefa sér tíma fyrir eigin þarfir getur hjálpað aðstandendum við að halda áfram að vera stuðningur og styrkur fyrir ástvini sína. Víða erlendis eru stofnanir sem sérhæfa sig við afleysingar við umönnun sjúklinga.

**Félagslegur og tilfinningalegur stuðningur**

Að komast að því að vera með krabbamein í barkakýli eða hvaða krabbamein sem er getur breytt lífi einstaklingsins og þeirra sem standa honum nærri. Slíkar breytingar geta verið erfiðar viðureignar. Mikilvægt er að leita sér aðstoðar til að takast betur á við sálræn og félagsleg áhrif krabbameinsgreiningarinnar.

Tilfinningaleg byrði felur í sér áhyggjur af meðferð, aukaverkunum og sjúkrahúsdvöl og efnahagslegum áhrifum vegna sjúkdómsins svo sem tekjur og greiðslugetu. Til viðbótar eru áhyggjur vegna fjölskyldu, vinnu og því að halda áfram sínu daglega lífi.

Það getur verið gagnlegt að leita til og tengjast öðrum sem gengið hafa gegnum svipaða reynslu og eru barkakýlislausir eða stuðningshópa þeirra. Að fá heimsókn á sjúkrahús- eða heimaheimsókn frá öðrum sem gengið hafa gegnum svipað ferli getur veitt stuðning og ráðgjöf og auðveldað bata. Aðrir sem fengið hafa sambærileg krabbamein og eru barkakýlislausir geta oft veitt leiðbeiningar á jafningjagrunni og veitt fordæmi fyrir farsælan bata og getu til að snúa aftur til innihaldsríks og gefandi lífs.

Stuðningsaðilar geta verið:

- Heilbrigðisstarfsfólk (læknar, hjúkrunarfræðingar, talmeinafræðingar)geta átt svör og útskýringar við ýmsum spurningum sem vakna um meðferð, vinnu ofl.
- Félags- og sálfræðiráðgjafar eða prestar geta veitt aðstoð sé vilji fyrir að deila tilfinningum sínum eða áhyggjum. Félagsráðgjafar geta lagt til úrræði varðandi fjárhagsaðstoð, sjúkratryggingar, flutninga, heimahjúkrun og tilfinningalegan stuðning.
- Stuðningshópar barkakýlislausra geta miðlað sjúklingum og aðstandendum þeirra reynslu sinni við að takast á við krabbamein. Oft er boðið upp á heimsókn hjá þessum stuðningshópum, eða viðtal í síma eða á netinu. Starfsfólk heilbrigðisstofnunarinnar gætu aðstoðað við að finna stuðningshópa.

Stuðningsfélagið Ný rödd er félag barkakýlislausra á Íslandi og hægt að fá viðtal eða heimsókn hjá félaginu. Ný rödd er með vefsíðu: https://nyrodd.is/

Vefsíða International Association of Laryngectomees er með lista yfir stuðningshópa barkakýlislausra í Bandaríkjunum og á alþjóðavísu á http:// www.theial.com/ial/

**Nokkrir kostir við að vera barkakýlislaus**

Það eru nokkrir kostir að vera án barkakýlis, þar á meðal:

- Engar hrotur
- Afsökun fyrir að vera ekki með bindi
- Finna síður vonda lykt
- Fá síður kvef
- Lítil hætta ásvelgings í lungu
- Auðveldara að barkaþræða í gegnum stóma í neyðartilvikum

# 16 Kafli Eftirlit í kjölfar krabbameinsmeðferðar

### Eftirlit í kjölfar krabbameinsmeðferðar – Greiningartæki CT, MRI og PET

Tölvusneiðmyndatæki, segulómtæki og jáeindaskannar eru tæki notuð til greiningar á krabbameinum og til að fylgjast með framvindu og svörun við meðferð.

Þetta eru ekki ífarandi læknisfræðilegar greiningar til að skoða innri líkamsbyggingu.

Ómskoðun er notuð til að greina krabbamein, staðsetja þau og til að skipuleggja meðferð. Meginuppbygging flestra ómskoðunartækja er stór rörlaga eða sívalur segull. Notaðar eru ójónandi útvarpsbylgjur, öflugir seglar og tölvutækni til að taka nákvæmar þversniðsmyndir af innri líkama. Í sumum tilvika eru notuð skuggalitarefni til að lýsa upp ákveðin líffæri í líkamanum. Þessi litarefni geta verið innbyrt um munn eða sprautuð í blóðrás, allt eftir því hvaða svæði líkamans er verið að rannsaka. Með segulómun er hægt að greina á milli venjulegs og sjúks vefs og greina mjög nákvæmlega æxli í líkamanum. Þessi tækni er einnig gagnleg til að greina meinvörp.

**Tölvusneiðmynd (CT)** er læknisfræðileg myndgreiningaraðferð þar sem með hjálp röntgengeisla eru búnar til tölvuunnar sneiðmyndir eða skurðmyndir af ákveðnum svæðum líkama sjúklingsins. Þessar þversniðsmyndir eru notaðar við greiningar og í lækningaskyni í mörgum læknisfræðigreinum. Tölvuvinnsla með stafrænni tækni er notuð til að búa til þrívíddarmynd af innanverðu líkamssvæði eða líffæri, úr miklum fjölda tvívíddar röntgenmynda sem teknar eru um einn snúningsás. Hægt er að nota andstæð litarefni til að lýsa upp ákveðin svæði eða líffæri í líkamanum.

**Með segulómun (MRI)** fæst skýrari mynd og skarpari skil milli mismunandi mjúkvefja líkamans en með tölvusneiðmynd. Þannig kemur það sérstaklega vel að notum við að mynda hrygg, heila, bandvefi, vöðva og innri hluta beina. Í skönnun liggur sjúklingurinn í stóru tæki sem býr til segulsvið sem stillir segulvæðingu atómkjarna í líkamanum.

Segulómun er sársaukalaus aðgerð. Sumir sjúklingar finna fyrir vægum til alvarlegum kvíða eða eirðarleysi meðan á ómun stendur. Fyrir þá sem þjást af innilokunarkennd eða eiga erfitt með að liggja kyrrir í langan tíma má gefa væg róandi lyf fyrir ómun. Segulómtæki eru hávaðasöm og gefa frá sér hávært brak, dyn og suð. Til að draga úr áhrifum hávaða er mælt með að nota eyrnatappa eða heyrnartól.

**Jáeindaskanni** (PET - Positron Emission Tomography) er sneiðmyndatæki notað til að nema efnaskiptahraða, efnaupptöku og blóðflæði á mismunandi svæðum líkamans. Það er gert með því að setja geislavirkt efni í líkamann og nema jáeindir sem efnið gefur frá sér. Til að nema krabbamein er geislavirkri samsætu af flúori komið fyrir í glúkósasameind. Þar sem efnaskipti eru hröð í krabbameinsvef þá tekur hann til sín meira af geislavirkum glúkósa en annar vefur og það nemur jáeindaskanninn.

Með jáeindaskönnun er hægt að greina frumustarfsemi í öllum mannslíkamanum. En þar sem jáeindaskönnun greinir aukna efnaskiptavirkni af hvaða orsök sem er s.s. krabbamein, sýkingu eða bólgu þá er skönnunin ekki nógu sértæk til að geta greint á milli þeirra. Það getur leitt til óljósrar túlkunar á niðurstöðum sem getur skapað óvissu og leitt til frekari óþarfa prófana. Til viðbótar við kostnað getur fylgt slíku aukinn kvíði og gremja.

Mikilvægt er að hafa í huga að þessar greiningar og prófanir eru ekki fullkomnar og geta misst af litlu æxli (minna en 2,5 cm). Þess vegna ætti að framkvæma ítarlega líkamsskoðun samhliða hverri skönnun.

Jáeindaskönnun og CT tölvusneiðmyndir (PET/CT) eru oft gerðar samtímis og stundum með sama tæki. Með jáeindaskanna er hægt að greina aukin efnaskipti og líffræðilega virkni líkamans og í CT tölvusneiðmynd er hægt að staðsetja krabbameinið. Með því að sameina tækni þessara tveggja skoðunartækja er hægt að greina staðsetja undirliggjandi krabbamein með nákvæmari hætti.

Almennt er mælt með því að fækka PET/CT skoðunum eftir því sem lengra líður frá upphaflegri aðgerð frá því krabbameinið var fjarlægt. Ekki er óalgengt að PET/CT skoðun sé framkvæmd á þriggja til sex mánaða fresti fyrsta árið, síðan á sex mánaða fresti á öðru ári og síðan árlega alla ævi. Þessar ráðleggingar eru hins vegar ekki byggðar á rannsóknum og eru aðeins álit eða samdóma niðurstaða sérfræðinga. Fleiri greiningar eru gerðar ef það eru vísbendingar um endurkomu krabbameins. Þegar PET og eða PET/CT greining er er skipulögð ætti að vega og meta mögulegan ávinning upplýsinga, móti hugsanlegum skaðlegum áhrifum útsetningar sjúklings fyrir jónandi geislun og eða röntgengeislum.

Stundum þurfa læknar ekki PET-skönnun og biðja aðeins um CT tölvusneiðmynd af viðkomandi svæði. Slík tölvusneiðmynd er nákvæmari samanborið við samsett PET/CT, auk þess sem með CT tölvusneiðmynd er hægt að nota skuggaefni til að skerpa greiningu á vandamálinu.

Stundum eru CT tölvusneiðmyndir ekki gagnlegar vegna geislunaráhrifa, sérstaklega hjá þeim sem hafa fengið umfangsmiklar tannviðgerðir, þar með talið tannfyllingar, krónur eða tannplanta, sem geta truflað túlkun gagna. Með því að sleppa CT tölvusneiðmynd má hlífa sjúklingi við umtalsverðri geislun. Í staðinn er hægt að framkvæma MRI segulómun af svæðinu.

Þegar niðurstöður greininga úr skoðunartækjum liggja fyrir geta geislafræðingar gert samanburð við fyrri niðurstöður til að ákvarða hvort einhverjar breytingar hafi orðið. Slíkt getur verið gagnlegt rannsóknum á orsökum sjúkdóma og annarra kvilla.

# 17 Kafli Skyndihjálp

**Skyndihjálp, endurlífgun, hjarta- og lungnaendurlífgun, undirbúningur svæfingu barkakýlislausra og skyndihjálp fyrir barkakýlislausa og þá sem anda gegnum stóma.**

Í þessum kafla er lýst sérþörfum barkakýlislausra og þeirra sem anda gegnum stóma á hálsi, útskýrir líffærabreytingar eftir brottnám barkakýlis, útskýrir hvernig barkakýlislausir tala og hvernig á að þekkja þá. Útskýrir hvernig á að greina á milli barkakýlislausra og þeirra sem misst hafa barkakýli að hluta, og lýsir verklagi og búnaði sem á að nota þegar þessum aðilum er veitt er skyndihjálp.

Þeir sem eru án barkakýlis og aðrir sem anda gegnum stóma á hálsi eru í mikilli hættu á að fá ekki fullnægjandi skyndihjálp ef þeir lenda í öndunarerfiðleikum eða þurfa hjarta- og lungnaendurlífgun.

Starfsfólk bráða- og neyðarþjónustu áttar sig oft ekki á í fljótu bragði ef sjúklingur er barkakýlislaus, eða andar gegnum stóma um háls (tracheostomy). Sé ekki er vitað hvernig eigi að gefa súrefni á réttan hátt gæti það óvart verið gefið í nef og munn, sem á alls ekki að gera heldur á að gefa súrefnið beint í gegnum stómað á hálsinum.

Það getur haft alvarlegar afleiðingar ef sjúklingur fær ekki súrefni sem þarf.

Margt heilbrigðisstarfsfólk þekkir ekki til umönnunar barkakýlislausra enda barkakýlis brottnám tiltölulega sjaldgæf aðgerð. Alla jafna greinast krabbamein í barkakýli snemma og eru meðhöndluð strax en algert barkakýlisbrottnám er yfirleitt aðeins framkvæmt sé um stór æxli að ræða eða æxli sem koma aftur eftir fyrri meðferð. Í Bandaríkjunum er áætlað að um 60.000 einstaklingar séu barkakýlislausir eða ca. 0,018% af 330 milljónum íbúa. Á Íslandi er hlutfallið enn lægra eða um 0,005% af 380 þúsund íbúum. Sökum þess hve sjaldgæft þetta sjúkdómstilvik er hafa aðilar sem sinna bráða- og neyðarmóttöku enn minni reynslu og þekkingu á umönnun barkakýlislausra.

**Orsakir skyndilegrar öndunarerfiðleika hjá barkakýlislausum**

Algengasta orsök skyndilegra öndunarerfiðleika hjá barkakýlislausum er hindrun eða stífla í öndunarvegi vegna ásogs aðskotahluta eða slímtappa (slím sem þornar og harðnar í öndunarveginum). Barkakýlislausir geta auðvitað einnig þjáðst af öðrum sjúkdómum, þar á meðal hjarta-, lungna- og æða sjúkdómum sem oft eru aldurstengdir.

## Algert barkakýlisbrottnám

Líffærafræði barkakýlislausra er önnur en þeirra sem ekki hafa gengist undir slíka aðgerð. Eftir að barkakýlið hefur verið fjarlægt andar sjúklingurinn í gegnum stóma sem er op sem búið er til framan á hálsinum. Ekki er lengur samband á milli barka við munn og nef (Mynd 1). Það getur verið erfitt að þekkja barkakýlislausa því margir hylja stóma sitt með klút, trefli, hlíf eða öðrum flíkum. Þá nota margir þeirra einnig HME rakafiltera eða handfrjálsan búnað sem líta út eins og tappar eða hnappar á stómanu.

### Samskiptaaðferðir sem barkakýlislausir nota.

Barkakýlislausir geta átt í erfiðleikum með að tala og nota margvíslegar aðferðir til tjáskipta, þar á meðal skrift, þögul framsögn, táknmál og þrjár talaðferðir sem eru vélindatal, talventlarödd (TEP) og tal með rafgervli (electrolarynx). Með þessum aðferðum er hægt að mynda titring til raddmyndunar, í stað raddbanda, við mótun á tali.

### Munurinn á barkakýlisbrottnámi og barkakýlisbrottnámi að hluta.

Það er mikilvægt fyrir heilbrigðisstarfsfólk að greina á milli þeirra sem eru með hálsöndun að hluta (tracheostomy) og þeirra sem eru alveg barkakýlislausir og hafa heildarhálsöndun (laryngectomy). Meðhöndlun hvorra tilvika er mismunandi. Hjá barkakýlislausum er barkinn ekki tengdur efri öndunarveginn (nef og munn) og öll öndun fer gegnum stómað. Þeir sem eru með hálsöndun að hluta eru með tenging á milli barka og efri öndunarvegar (Mynd 9). Þó þeir sem eru með hálsöndun að hluta andi aðallega gegnum stóma á hálsi, geta þeir líka andað í gegnum munninn og nefið. Misjafnt er hversu mikil öndun er um efri öndunarveg hjá þessum einstaklingum.

Margir þeirra sem eru með hálsöndun að hluta anda í gegnum barkatúbú, sem gæti staðið út úr stómanu á framanverðum hálsin og er oft bundin við hálsinn. Sé ekki greint strax í upphafi að um sé að ræða einstakling sem er með hálsöndun að hluta, getur slíkt leitt til óviðeigandi meðferðar.

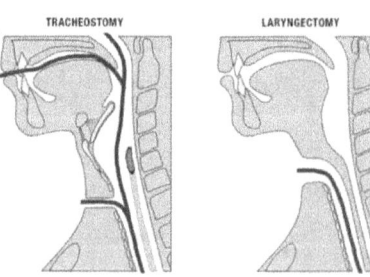

Mynd 9. Hálsöndun að hluta (Tracheostomy) og heildarhálsöndun (Laryngectomy)

**Undirbúningur fyrir skyndihjálp barkakýlislausra**

Skrefin til að bjarga barkakýlislausum eru:

1. Ákvarða hvort sjúklingurinn sé meðvitundarlaus
2. Hringja í neyðarlínu
3. Skorða viðkomandi og lyfta öxlum
4. Losið um hálsinn og fjarlægið allt sem hylur stóma líka HEM filter, hlífar eða klúta sem geta hindrað aðgang að öndunarvegi
5. Gangið úr skugga um að ekkert hindri öndun í stómanu. Fjarlægið allt sem hindrar öndun þannig að tryggt sé að stómað sé galopið og hreinsið slím úr stómanu

Ekki er nauðsynlegt að fjarlægja sjálfa stómalímplötuna nema stífli öndunarveginn. Fjarlægið varlega barkatúpur eða HME rakafilter frá stóma. Ekki þarf að fjarlægja talventil (raddgerviliður) nema hann stífli öndunarveginn. Talventlar trufla almennt ekki öndun eða sog. Ef talventill losnar skal fjarlægja hann og þræða Foley-legg í staðinn í gatið til að koma í veg fyrir ásvelging og samdrátt fistils. Sé sogtæki til staðar gæti þurft að soga barkatúpu eða fjarlægja hana alveg (bæði ytri og innri hluta) til að hreinsa slímtappa. Setja má ca. 2-5 ml. af dauðhreinsuðu saltvatni í stómað til að leysa upp hart slím. Síðan skal stómað þurrkað og sogið. Næsta skref er að hlusta eftir andardrætti yfir stóma. Sé barkatúpan stífluð getur brjóstkassinn ekki lyftst upp.

Sé barkaskurðarrör notað til endurlífgunar ætti það að vera í styttra lagi svo passi að lengd barka. Gæta skal varúðar við innsetningu svo talventill losni ekki, sé slíkur til staðar. Mögulega gæti þurft að nota barkaskurðarrör með minna þvermáli.

Ef sjúklingur andar eðlilega skal meðhöndla hann eins og alla meðvitundarlausa sjúklinga. Sé þörf er á langvarandi súrefnisgjöf þarf að huga að rakamettun.

Það getur verið erfitt að greina hálsslagæðapúls í hálsi sumra barkakýlislausra hafi þeir orðið fyrir þykknun bandvefs eftir geislun. Þá eru sumir þeirra ekki með allar æðar í öðrum handlegg, hafi vefur úr þeim handlegg verið notaður til ígræðslu við endurgerð á koki.

**Blástursaðferð fyrir Barkakýlislausa**

Endurlífgun fyrir hálsöndun er yfirleitt svipuð þeirri sem framkvæmd er á venjulegum einstaklingum með einni stórri undantekningu. Barkakýlislausir fá loft og súrefni í gegnum stómað. Slíkt má veita með blæstri frá munni til stóma eða með súrefnisgrímu (ungbarna-smábarnagrímu eða fullorðins grímu) (Myndir 10 og 11.). Það er gagnslaust að reyna að framkvæma munn- við munn blástursaðferð.

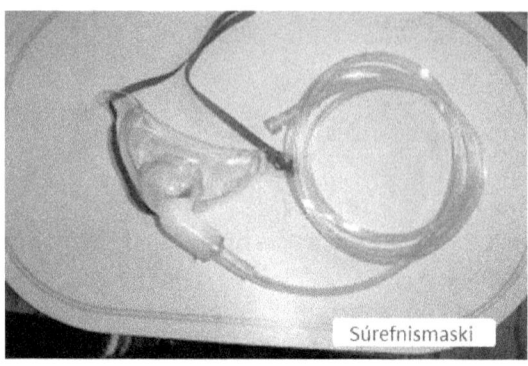

Mynd 10. Súrefnismaski

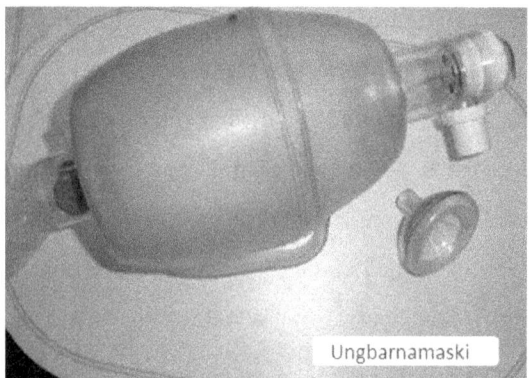

Mynd 11: „Lokemaski" fyrir ungbarnapoka notað við björgunaröndun

## Blástursaðferð fyrir þá sem eru barkakýlislausir að hluta

Barkakýlislausir að hluta nota aðallega stóma til að anda að sér og frá en hafa samt tengingu lungna við nef og munn. Þegar munn-við-stóma aðferðinni er beitt verður því að loka bæði munni og nefi viðkomandi meðan blásið er því annars getur loftið farið upp öndunarveginn gegnum barkann í stað þess að fara niður í lungun. Loka má munni og nefi sjúklings með annarri hendi. Meta þarf öndun með því að horfa, hlusta og þreifa á stóma meðan höfði og hálsi er haldið í láréttri stöðu.

### Að viðhalda þekkingu heilbrigðisstarfsmanna á skyndihjálp fyrir barkakýlislausa

Starfsfólk á bráða- og neyðarmóttökum ætti að vera vakandi fyrir því að þekkja í sundur þá sem ekki anda í gegnum munn og nef. Þekking heilbrigðisstarfsmanna í samfélögum getur verið mismunandi. Margt heilbrigðisstarfsfólk þekkir ekki til umönnunar þeirra sem eru barkakýlislausir þótt slíkt sé kennt á endurlífgunarnámskeiðum. Nauðsynlegt er fyrir heilbrigðisstarfsfólk að bera kennsl á og þekkja muninn á barkakýlislausum og þeim sem eru barkakýlislausir að hluta. Æfa ætti reglulega rétt handtök við skyndihjálp barkakýlislausra, blástur og súrefnisgjöf ásamt sértækum upplýsingum um endurlífgun ætti að. Þeir sem sinna neyðar- og bráðamóttöku ætti að viðhalda þekkingu sinni um rétta meðferð á barkakýlislausum og stuðla þannig að réttum viðbrögðum fyrir þessa einstaklinga við brýnar aðstæður.

Dæmigerð vandamál sem tengjast öndun hjá barkakýlislausum eru slímtappar og aðskotahlutir í öndunarvegi. Þótt þeir sem eru barkakýlislausir að hluta andi aðallega gegnum stóma, hafa þeir samt tengingu milli lungna, nefs og munns. Hinsvegar er engin slík tenging hjá barkakýlislausum (að undanskildri tengingu gegnum talventil, sé um slíkt að ræða). Veita ætti munn- við- stóma blástursaðferð þeim sem eru barkakýlislausir og barkakýlislausir að hluta. Loka þarf munni og nefi í tilvikum barkakýlislausra að hluta, til að koma í veg fyrir að loft sleppi út. Hægt er að nota súrefnisgrímur ætlaðar eru fyrir smábörn til að loftræsta í gegnum stóma.

### Að tryggja fullnægjandi skyndihjálp og endurlífgun barkakýlislausra

Barkakýlislausir og þeir sem anda gegnum stóma eru í hættu á að fá ófullnægjandi meðferð við andnauð þegar leitað er bráðrar læknishjálpar.

Sá sem er barkakýlislaus getur mögulega komið í veg fyrir slíkt óhapp með því að:

1. Að vera með armband sem auðkennir þá sem barkakýlislausa
2. Hafa á sér upplýsingalista um sjúkdómsástand, lyf, nöfn lækna og tengiliða
3. Setja límmiða innan á bílrúðu sem auðkennir viðkomandi sem barkakýlislausan. Slík kortið gætu verið með nánari upplýsingar um skyndihjálp í neyðartilvikum
4. Setja miða við útidyr sem auðkennir viðkomandi sem barkakýlislausan
5. Þeir sem nota rafraddgervil geta notað hann til að tjá sig í neyðartilvikum. Þeir sem nota talventlarödd geta hugsanlega ekki talað ef þurft hefur að fjarlægja HME filterinn eða síuna frá stómanu.
6. Að upplýsa bráða- og neyðarþjónustu á viðkomandi stað og lögreglu að þeir séu barkakýlislausir og geti hugsanlega ekki talað í neyðartilvikum
7. Að tryggja að heilbrigðisstarfsfólk bráðamóttöku í nágrenninu sé fært um að þekkja og meðhöndla barkakýlislausa.

Það er undir barkakýlislausum sjálfum komið að vera á varðbergi og auka vitund heilbrigðisstarfsfólks og sjúkraflutningamanna á sínu svæði. Þetta getur verið viðvarandi verkefni þar sem þekking heilbrigðisstarfsmanna getur verið breytileg og breyst með tímanum.

Myndband sem útskýrir aðferðir sem þarf til að veita barkakýlislausum skyndihjálp er hægt að skoða á: http://www.youtube.com/watch?v=YE-n8cgl77Q

Þeir sem eru barkakýlislausir geta deilt þessari kynningu með neyðarhjálparaðilum sínum (Bráðamóttökur og slysadeild).

### Að gangast undir aðgerð eða skurðaðgerð sem barkakýlislaus

Að gangast undir aðgerð, (t.d. ristilspeglun) með slævingu eða skurðaðgerð með annað hvort staðdeyfingu eða almennri svæfingu getur verið áskorun fyrir barkakýlislausa.

Þeir sem framkvæma aðgerðir og undirbúa barkakýlislausa undir aðgerðir þekkja því miður oft ekki þessa sérstöku líffærafræði þeirra. Það áttar sig ekki á því hvernig þeir tala né hvernig öndun þeirra er háttað bæði fyrir aðgerð, meðan á aðgerð stendur og eftir að aðgerð lýkur. Þar á meðal eru hjúkrunarfræðingar, læknar, skurðlæknar og jafnvel svæfingalæknar.

Því er ráðlegt að barkakýlislausir útskýri fyrirfram ásigkomulag sitt og líffærafræði fyrir þeim sem koma til með að meðhöndla þá. Það er gagnlegt að nota skýringarmyndir eða myndir. Þeir sem eru með talventil ættu að leyfa svæfingalækni að skoða stóma sitt til að viðkomandi skilji virkni þess og talventilsins og vara við því að fjarlægja hann. Það er gagnlegt að láta svæfingalækninn fá eftirfarandi myndbandið sem sýnir hvernig eigi að loftræsta barkakýlislausa, sjá YouTube á:

http://www.youtube.com/watch?v=YE-n8cgl77Q

Heilbrigðisstarfsfólk þarf að skilja að barkakýlislaus einstaklingur hefur engin tengsl á milli munnkoks og barka og því verður öndunaraðstoð og öndunarsog að fara fram í gegnum stóma en ekki í gegnum nef eða munn.

Að gangast undir aðgerð með slævingu eða staðdeyfingu getur verið krefjandi fyrir barkakýlislausa því á meðan aðgerð stendur er oft ómögulegt fyrir hinn barkakýlislausa að tala með talventlarödd eða rafraddgervil. Ástæðan er að í aðgerð er súrefnisgríma sett yfir stómað og hendur sjúklingsins venjulega bundnar. Hins vegar geta einstaklingar sem nota vélindarödd átt samskipti meðan á aðgerð stendur eða í aðgerð með staðdeyfingu.

Mikilvægt er að ræða ásigkomulag og líffærarfræði þess sem er barkakýlislaus við læknateymi fyrir aðgerð. Það gæti þurft að endurtaka það nokkrum sinnum, fyrst fyrir skurðlækna, en einnig svæfingalækni í aðdraganda aðgerðar og loks á skurðdegi fyrir svæfingarteymið sem verður á skurðstofunni. Alltaf þegar farið er í læknisaðgerðir eða aðgerð undir staðdeyfingu þarf að gæta samráðs við svæfingalækninn hvernig sá sem er barkakýlislaus geti látið vita um sársauka eða þörf á sogi. Handamerki, höfuðhneiging, varalestur, smellir í góm eða hljóð sem myndast með venjulegu vélindatali geta verið gagnleg.

Notkun þessara ráðlegginga geta komið barkakýlislausum til hjálpar og veitt þeim fullnægjandi umönnun.

**Breyttar áherslur við endurlífgun**

Á síðustu árum hafa átt sér stað áherslubreytingar við endurlífgun. Mun meiri áhersla er lögð á rétt viðbrögð og inngrip þeirra sem verða vitni að hjartastoppi. Dregið hefur verið úr vægi öndunaraðstoðar en þeim mun meiri áhersla lögð á hjartahnoð.

Megintilgangur þessara breytinga er að hvetja fleiri til að veita endurlífgun. Margir einstaklingar forðast munn við munn blásturaðferðsökum því þeim finnst fráhrindandi að blása og anda í munn eða nef einhvers annars. Hvati að breyttum áherslum er að betra sé að nota hjartahnoð fremur en að gera ekki neitt.

Myndband á íslensku sem sýnir endurlífgun án blásturs má sjá á eftirfarandi vefslóð:

http://www.youtube.com/watch?v=zSgmledxFe8

og á ensku

https://www.youtube.com/watch?v=_jnfJ0we2IY

Þar sem barkakýlislausir geta ekki veitt blástur með munn við munn aðferð útilokuðu eldri leiðbeiningar um skyndihjálp þá frá að veita hjálp við öndunarhluta endurlífgunar. Breyttar áherslur krefjast ekki öndunaraðstoðar frá munni til munns og því geta barkakýlislausir einnig veitt skyndihjálp og endurlífgun. Hins vegar, sé það mögulegt, ætti að nota gömlu aðferðina með bæði blásturs öndunaraðstoð og hjartahnoði. Það er vegna þess að hjartahnoðsaðferðin ein og sér getur ekki dugað til lengri tíma þar sem ekkert loft og súrefnisflæði er í lungum.

Barkakýlislausir sem þurfa hjartahnoð gætu einnig þurft öndunaraðstoð. Ein af algengum orsökum öndunarerfiðleika hjá barkakýlislausum er teppa í öndunarvegi vegna slímtappa eða aðskotahlutar. Það getur verið nauðsynlegt að fjarlægja þessar hindranir.

Endurlífgun með því að blása úr munni í stóma er mikilvægt og tiltölulega auðveldara að framkvæma munn við munn blástur.

Barkakýlislausir sem nota rakaskiptasíur (HME) og framkvæma endurlífgun gætu þurft að taka síuna tímabundið af sér á meðan endurlífgun er veitt. Þannig getur sá barkakýlislausi andað að sér meira lofti meðan gefin eru hundrað hjartahnoð á mínútu.

# 18 Kafli Að ferðast barkakýlislaus

Það getur verið áskorun fyrir barkakýlislausa að ferðast. Ferðalagið gæti verið til fjarlægra staða fjarri venjubundnum og þægilegum aðstæðum. Barkakýlislausir gætu þurft að sjá algerlega um sig sjálfa og gæta öndunarfæra sinna á ókunnum stöðum. Ferðalög þarfnast því skipulagningar fram í tímann svo nauðsynlegar birgðir vöru og hjálpartækja séu tiltækar á meðan á ferðinni stendur. Mikilvægt er að gæta að öllu því sem snýr að daglegri umhirðu og öðrum læknisfræðilegum atriðum meðan á ferðalögum stendur.

**Ferðalög og langflug**

Í flugi og þá sérstaklega langflugi eru nokkrir þættir sem geta valdið blóðtappa. Í flugi getur segamyndunar í æðum valdið djúpbláæðarstorku (Deep Vein Thrombosis). Orsakir geta verið vegna ofþornunar (vegna rakaskorts í farþegarými), lágur súrefnisþrýstingur í flugvélarými og hreyfingarleysi farþegans.

Þessir þættir sameinaðir geta valdið blóðtappa í fótleggjum. Þegar þessir tappar losna geta þeir streymt gegnum blóðrás og náð í lungun og valdið lungnasegareki (Pulmonary Embolism) sem getur verið lífshættulegt og kallar á tafarlausa meðhöndlun og er læknisfræðilegt neyðartilvik.

Að auki getur lítill raki í lofti þurrkað slím í öndunarvegi þess sem er barkakýlislaus og orsakað slímtappa. Flugþjónar þekkja almennt ekki hvernig veita skuli barkakýlislausum skyndihjálp þ.e. beina lofti að stóma en ekki munni eða nefi.

Til að lágmarka og koma í veg fyrir hugsanleg vandamál má gera eftirfarandi:

- Að drekka að minnsta kosti 250 ml af vatni á tveggja tíma fresti í flugvél, að meðtöldum tíma fyrir flugtak og eftir lendingu.
- Forðast áfengi og koffíndrykki þar sem þeir valda ofþornun
- Að vera í fötum sem þrengja ekki um of að líkamanum. Forðastu að krossleggja fæturna þegar þú situr, þar sem það getur dregið úr blóðflæði í fótunum
- Að vera í stuðningssokkum
- Ef þú ert í áhættuflokki skaltu spyrja lækninn hvort taka eigi magnyl eða aspirín áður en farið er í flug til að hindra blóðstorknun
- Meðan á flugi stendur gera fótaæfingar, standa upp eða ganga þegar mögulegt er
- Bóka sæti með meira fótapláss t.d. útgönguröð við gang eða glugga
- Til samskipta við flugþjóna má nota skrif ef hávaði í flugi gerir það erfitt að tala
- Halda stóma og barka röku með saltvatni meðan á flugi stendur

- Hafa stómabúnað og fylgihluti á aðgengilegan stað í handfarangri (ef heimilt, hafa með sér vörur og fylgihluti til heilbrigðisnota um borð sem auka farangur)
- Nota HME rakafilter á stóma, eða rakan klút meðan á ferðinni stendur
- Láta flugþjónana vita að viðkomandi sé barkakýlislaus

Þessar ráðstafanir gera ferðalög í flugi auðveldari og öruggari fyrir barkakýlislausa sem og aðra sem anda gegnum stóma á hálsi.

### Hvaða fylgihluti ætti að hafa með sér á ferðalögum?

Í ferðalögum er mælt með því að vera með sérstaka tösku fyrir alla fylgihluti og vörur sem tengjast stóma umönnun auk lyfja. Ekki ætti að innrita töskuna með öðrum farangri heldur hafa töskuna með í handfarangri svo aðgengi sé alltaf auðvelt.

Mælt er með eftirfarandi til að taka með sér:

- Upplýsingalista um lyf tekin að staðaldri, læknisfræðileg greining viðkomandi, nöfn og tengiliðaupplýsingar lækna, tilvísun á talmeinafræðing og lyfseðla fyrir lyfjum (sé um slíkt að ræða).
- Sjúkraskírteini
- Nægjanlegar birgðir af lyfjum sem tekin eru að staðaldri
- Pappírsþurrkur
- Pincetta, spegill, lítið vasaljós (með auka rafhlöðum)
- Blóðþrýstingsmælir (fyrir þá sem eru með háþrýsting)
- Saltvatnslausn (hylki, ampúlur eða spray með saltvatni)
- Nægar birgðir til að skipta um filter, síur og annan búnað á stóma
- Nægar birgðir af rakaskiptasíum/filterum og fylgihlutum
- Raf-raddgervil electrolarynx ef slíkur er til og hægt að nota í ýmsum aðstæðum
- Hátalari - raddmagnari (ef þarf, með auka rafhlöðum eða hleðslutæki)

Þeir sem nota talventla ættu einnig að bæta við eftirfarandi hlutum:

- Hreinsiáhöld til að þrífa talventilinn
- Auka HME handfrjálsan rakafilter og auka talventil
- Hollegg (rauður Foley) til að setja í barkastungu í neyð ef talventill losnar

Magn birgða fer eftir lengd ferðar. Einnig er ágætt að kynna sér hvort veitt sé þjónusta talmeinafræðinga eða lækna á því svæði sem ferðast er til.

### Að eiga ferðasett með nauðsynlegum upplýsingum og fylgihlutum

Barkakýlislausir gætu þurft að fá bráða- og neyðarhjálp á sjúkrahúsi eða annarri bráðamóttöku. Vegna talerfiðleika gæti verið gagnlegt að útbúa möppu með öllum nauðsynlegum upplýsingum til að nota í samskiptum við heilbrigðisstarfsfólk, sérstaklega í neyð. Að auki er ágætt að eiga handhægt ferðasett með helstu hlutum. Ferðasettið ætti að geyma á stað sem auðvelt er að nálgast í neyðartilvikum.

Ferðasettið ætti að innihalda eftirfarandi:

- Samantekt á sjúkdómsástandi, ofnæmi og sjúkdómsgreiningum
- Listi yfir lyf tekin að staðaldri, niðurstöður aðgerða, geislarannsókna, skanna og rannsóknarstofuprófa. Þetta má setja á USB-lykil, snjallsíma eða i-pad.
- Sjúkratryggingaskírteini (fæst hjá Sjúkratryggingum Íslands)
- Upplýsingar um tengiliði (síma, netfang, heimilisfang) lækna, talmeinafræðing fjölskyldumeðlima og vina.
- Mynd eða teikning sem útskýrir líffærafræði efri öndunarvegar barkakýlisins og ef við á, hvar talventillinn er staðsettur.
- Pappír og penni til að skrifa með
- Rafraddgervill (electrolarynx) með auka rafhlöðum
- Pappírsþurrkur
- Nægjanlegar birgðir af saltvatnslausn, HME rakafilterum og fylgihlutum stóma til skiptanna. Einnig hreinsisett fyrir talventil ef við á (bursta og skolbúnað)
- Pincettu, spegill og lítið vasaljós (með auka rafhlöðum)

Það getur komið sér vel að hafa þessa hluti tiltæka á ferðalagi, hvort sem í neyð eða við reglulegra umhirðu.

www.ingramcontent.com/pod-product-compliance
Lightning Source LLC
Chambersburg PA
CBHW050112230526
45470CB00004B/1800